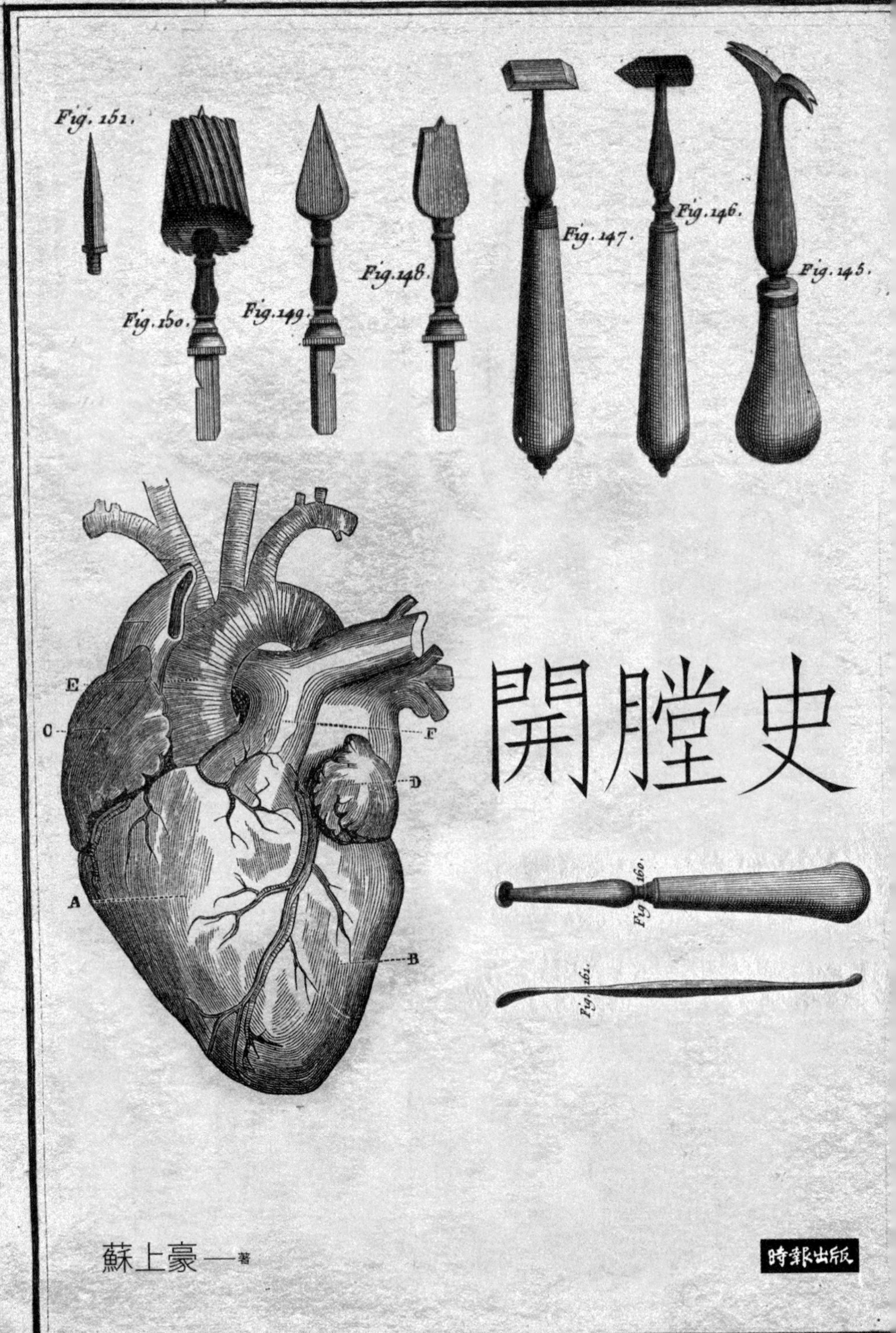

開膛史

蘇上豪——著

時報出版

目次

Part2 發現

推薦序 一手執刀，一手執筆

本來對蘇上豪醫師的認識，只停留在人如其名，是個「上好」的心臟血管外科專家，有著爽朗積極的個性和瀟灑的外表。拜讀他之前的大作《國姓爺的寶藏》後，更驚喜他的文學造詣。《國姓爺的寶藏》是他從尼可拉斯．凱吉主演的《國家寶藏》所生的靈感，觸類旁通架構出來的小說；表現出流暢的文筆，豐富熟稔的歷史知識及高潮迭起的情節，令人佩服作者緻密的思維。

至於本書的創作，蘇醫師更是展現他不凡的才華。我們知道，自古以來，外在的一景一物常成為文人感官印象的投射、隱喻、浸潤，進而渲染昇華成種種「美則美哉、悲則悲哉」的真情感性作品。蘇醫師竟藉著外科領域相關的人、事、物，譬如洗手、同意書、副作用、鐵氟龍、外科史……等等繁瑣的項目，據古論今，引申成篇篇令人省思的文章。把專業理性的醫學，注入感性文學的溫潤，且時時表露道德倫理的思量及靈性聖潔的情操，本書可謂集天、人、物、我通識教育之大成。

在〈人道的外科治療〉中，作者寫到十六世紀法國帕雷醫師的一句話：「我治療他，而上帝治癒了他。」相信謙虛的醫師更能受人尊敬。在〈不輸血的開心手術〉中，我特別感同身受，因為三十多年前，我一位耶和華見證人的病患，罹尿毒症且重度貧血，真是舉步維艱、搖搖晃晃也堅持不輸血；所幸，幾年後，「紅血球生成素」的問世，才解決了他的問題。在〈論健保〉一文中，作者語重心長地提出珍惜健保資源的重要。在〈最後一哩路〉中，作者強調尊重病人的「自主權」，才是現代醫者應有的態度。以上列舉幾篇讀後感想，至於本書篇篇精彩，有待讀者細細鑑賞。

寫作是上天賦予作者的另外一種恩賜，醫療才是最重要的責任。大家知道，洗腎瘻管是延續尿毒病友命脈的「生命線」，不管是初次建立或日後的阻塞修補，都應該在第一時間完成，作者在這方面提供最好的服務，廣為大臺北地區病患造福。最後祝福並期許上豪醫師一手執刀，一手執筆，秉著俠骨柔情的熱忱，繼續為杏林及文壇效力，把生命的光發揮淋漓盡致。

馬偕醫護管理專科學校校長
馬偕醫學院教授
臺灣腎臟醫學會理事長
陳漢湘

推薦序　難能可貴的外科著作

醫界對於年輕醫師都鼓勵從事醫學研究論文寫作，蘇醫師在本科的學術研究之外，能有文學著作，實在是醫界奇葩，若非對文學的執著及本身蘊含的文學素養豐沛，很難在繁忙的工作空檔，把從事醫學志業的心得、感想精確的記錄下來，彙集成文章。在推動醫學重大進步的實例中，蘇醫師更能從故事的背景、歷史的演進，鉅細靡遺的追根究柢，告訴讀者事實的真相，讓人有原來如此、恍然大悟的感覺。

外科醫師的養成和內科醫師有很大的不同，內科醫師只要多讀書、多讀當代醫學文獻，就能提升診斷及治療的功力。外科醫師除了讀書之外，還要腳踏實地，從實做的經驗中累積手術的技巧，才能成為大師，尤其是最精細的心臟血管外科。蘇醫師熟讀經典，實踐《論語》中「吾日三省吾身」的真諦，每日辛勤工作，真誠的對待病人，又具備謙卑的心及追根究柢的毅力，深獲病患的尊崇。

這本書的內容豐富，對學習醫學的年輕人有很大的幫助，也給非醫界的朋友了解醫師的養成過程艱辛，此書若能廣為流傳，定能消除目前緊張的醫病關係，至屬所盼。

博仁綜合醫院院長
王建哲

推薦序　醫療崩壞的年代，一個多采多姿的醫者

醫學的進步日新月異，對於病人健康的預防及維護，從疾病的成因到治療模式，從基礎醫學研究到臨床醫學治療，都是許許多多醫學史上的前輩、先進努力的結晶。但有些醫師窮其一生做基礎醫學實際與論文研究，卻把自己的視野局限在很小的範圍或實驗室內；有些臨床醫療專家面對日益複雜的醫病關係，為了避免醫療糾紛及減輕工作壓力，轉行做醫學美容，甚至退出醫者的行列。

醫者在處理疾病時，面對病人及家屬的生理及心理壓力，在外科領域最明顯，行醫越久，人生觀往往從樂觀變成悲觀，從積極進取變消極封閉。

作者專長在心臟外科領域，臨床醫療技能精湛，救人無數，難能可貴的是，從行醫所見的寶貴經驗，到醫學史的旁徵博引、個人生活經驗的分享，把醫者的視野擴大及延伸：如〈手術同意書〉，用客觀及醫、病、法律三方觀點做完整的論述及分析；〈達文西的機器人〉講最新心臟外科手術幫手，探討醫學儀器進展的來龍去脈。

如同《雙城記》的作者狄更斯所說，現在是最好的時代，也是最壞的時代；是最光明的時代，也是最黑暗的時代。處在醫學進展突飛猛進，但醫療大環境日益複雜的今天，作者仍能妙筆生花，於行醫之餘盡情揮灑醫療點點滴滴的故事，做深入淺出的描述，並彙集成冊，非常值得一般民眾增廣見聞，一探醫學殿堂的奧妙，也提供醫界同道不同的人生經驗分享。

博仁綜合醫院急重症副院長
中華民國心臟學會理事
康志森

推薦序　外科醫師講自己行業的故事

蘇醫師這一本有關醫學歷史散論的新書要出版，囑我說幾句話。我非常樂意，啊，應該說其實內心有些癢癢的，想借用他的場子互為聲應。為什麼呢？我是看他上一本小說《國姓爺的寶藏》後，訝異操刀的冷峻外科醫師居然可以熱情動筆講故事。我認識的醫師朋友寫通識文章者，以精神科或內科居多。當聽到蘇醫師說正在寫相關外科醫學歷史時，我竟班門弄斧回話說我也正在講外科醫師的趣味故事，還開玩笑說：我老是覺得內科醫師才是正統醫師（physician, *medicus*），外科醫師（surgeon, *chirurgus*）與藥師（pharmacist, *apothecarius*），都得聽命內科醫師的診斷開處方後才實施手術或調劑藥物。蘇醫師不以為忤，邀我講一些看法，我就恭敬不如從命，贅言幾句，聊作附驥尾之用。

醫學或醫療史，是「歷史」的重要部分；細菌、戰爭，以及傳染病、公共衛生，早已是歷史研究者想處理的熱門項目之一。我並非專攻這方面，卻敢舉手發言，不是無緣無故。人生經歷上，這十幾年來，去醫院的機會，多到好像臺語所說的「如若行走灶腳」，不得不開始注意大型醫院已深刻改變我們社會生活方式的事實。另一方面，當然與我研究有關。以前看《巴達維亞城日誌》的日語譯文時，看過經費支出表中，居然有理髮師申請繃帶共付多少錢之語；接著又看到文獻說十七世紀時，荷蘭東印度公司在臺南與基隆建有「醫院」，配有外科醫師或理髮師看診，以及流行歌〈安平追想曲〉中的那位無情荷蘭船醫等等。我馬上想問：十七世紀的荷蘭外科醫學，算不算是現代臺灣西醫歷史的一部分？我問過西醫的醫師，答案通常是他們的醫學院教育體系，不太注重醫學與社會歷史這一塊。我只好自己花時間去研讀相關文獻，從中獲得不少過往有趣的醫療軼事，而且發覺目前臺灣醫學史論述仍有美中不足。可惜，我沒能力系統性寫這方面。

不過，幫蘇醫師這本新作敲邊鼓、補充幾句，應不會見笑大方的。書中一開頭便從外科醫師與理髮師講起，還提到外科醫師的祖師爺是理髮師之流，而早期的外科醫師幾乎都不是正統醫學院畢業。我要補上幾則有趣的軼事。當時名震一時的荷蘭東印度公司，派到亞洲來的外科醫師，素質也不是那麼好。有研究者指出，公司人員在亞洲死亡率高，其中一因，是來自外科醫師的失敗醫療！而且，荷蘭人在臺灣建立的「醫院」，不能用現在的醫院觀念去想像，前者比較像收容鰥寡孤獨廢疾者的「療養院」之類。但當時的外科醫師也並非全然不可取。至少，在日本，後來發展成蘭方醫系統，外科治療能力常優於漢醫，早有定論。在臺灣與中國，外科醫師還是有正面的評價。例如一六八三年大清中國侵攻臺灣，清軍先遣部隊將領藍理攻打澎湖時，肚破拖腸血戰，文獻傳說他幸虧得到「荷醫」的治療而存活。鄭成功家族及其將領，也三番兩次拜託荷蘭外科醫師治療手足之病，甚至文獻說鄭成功媽媽因被清兵姦淫，「自縊死。成功大恨，用彝法剖其母腹，出腸滌穢，重納之以殮」。「用彝法」，就是鄭成功用荷蘭（紅毛夷）外科醫生開刀法，對他媽大體開膛破肚，洗清姦汙，然後隆重安葬。

話說回頭，當時的外科醫師，就西方醫學史的角度來看，是大航海時代隨船的醫生，與隨軍隊出征、防禦駐紮的軍醫一樣，正統醫學院出身的醫師（*Medicinae Doctor*）通常不會去擔任這種職務。有一點諷刺的是，西方世界以外的現代醫學，當然包括臺灣，是以軍醫出身而發展成所謂的殖民地熱帶醫學，進而有今天非西方世界的醫學規模。

英雄不怕出身低，就像蘇醫師在本書中所講的故事，外科醫師後來本身理論與技術的日愈精進，加上麻醉劑等醫藥、手術工具之「意外」發明等等，地位似乎有凌駕內科醫師的趨勢（見〈捨與得〉一文），有一段時間是醫學系學生熱門選擇的科別。然而，萬物流轉，十年河東又河西，外科醫師這十幾年來頻頻遇上醫療糾紛，以及健保給付的不公平問題，似乎故事還沒完，宛如人生的連續劇，結局還待下回合分曉。

寫到這裡，我想，蘇醫師這本外科醫學史論，應該不是只寫給一般人看，因為內容包括他的醫學訓練、臨床經驗談，對象應包括他的同業——有志走外科的後來者參考。我因此樂得向兩方面的讀者推介，同時也期待蘇醫師仁心濟世之餘，陸續再有這方面故事出版。畢竟，我們的生老病死苦，不少得從醫師這邊得到施療與慰藉，場所不一定在冰冷、求診者雜遝的大型醫院或手術檯上。

中央研究院臺灣史研究所副研究員
翁佳音

推薦序　上豪開悟：己所不欲，勿施於人

人生的經歷真是奇妙，三年前，我的朋友劉先生因為心血管疾病開刀治療，由蘇醫師照顧，而蘇醫師的母親剛好是我政論節目的fans，劉先生介紹我們認識。那時候蘇醫師正在寫他的第一本書《國姓爺的寶藏》，內容涉及專業情報的術語，我提供了一些意見。於是一位情報員和醫師結識，彷彿濃縮了許多前世，不需要太多時間，我們很容易接受彼此的領域，相互珍惜而且珍重。

碰巧的是，二十年前我退伍離開國家安全局，踏進社會的第一份工作是在醫院當經理，那時候的院長是有名的外科醫師，他平時的靦腆與喝酒時逐漸加溫釋出的豪情令我詫異，也讓我感受到，他們在專業責任、良心、道德的教育下，必須爭取時間救人性命，一刀下去結果立判的極致壓力，是任何行業所無法想像，而醫師卻無從逃避的承擔！

外科醫師在生、死瞬間必須做出「捨」與「得」的殘忍決定，但一般人多半不了解內、外科醫師的差別，只認為：不都是醫師嗎？外科的歷史發展迄今也不

過一百多年，這一百多年中，因兩次世界大戰之故，從眾多生命的死亡和錯誤中學習累積得以快速進展。讀過上豪醫師這本書後，我才了解當時院長那份靦腆和壓力的來由。

上豪醫師把外科的淵源、歷史、轉化的經過，那麼生僻、不為人知的歷史，引經據典，以古述今寫出許多我們不知道的事物，例如：什麼是最新療法？什麼叫作副作用？「洗手」的觀念從十二世紀發展到十九世紀，「醫生洗手」動手術、看病人前要洗手的觀念竟是經過將近五十年才確立！為什麼政客、政府不懂得教育民眾要惜福、要珍惜健保？還有：在生命的「最後一哩路」，沒有標準答案的思考，「尊重」生命的意義！上豪醫師以輕鬆、自娛娛人的方式寫出其中深沉的無奈與感慨。讀完這本書可以讓我們對自己，對醫療知識與如何面對醫師，有著進一步的了解。

全本以多個短篇文章，見證著上豪醫師這幾年來走過的路，他背負醫德、良心，不斷學習、面對、反省、進步，且毫不保留的分享，我很引以為榮的推薦他這部新作。

頑石文創開發顧問有限公司董事長

李天鐸

自序　我也忍不住笑了

看到自己的文章集結出版，我也忍不住笑了。

首先，我是感到高興而笑。因為我覺得自己真是個幸運的人——一個已經過了不惑之年、往知天命之年邁進，加上沒有顯赫背景，又沒有亮麗外表的男人，竟然能夠得到出版公司青睞，除了「幸運」之外，我已經找不到什麼更好的形容詞。

對許多比我努力，目前仍然孜孜不倦、勤於筆耕，一心一意想成為作家，卻還得不到出版社關愛眼神的那些胸懷壯志的新銳們，我確實是很幸運。而且，我還和其他「相同幸運」的人們一樣，心中充滿無限的感謝，因為沒有貴人的拉拔與幫助，「幸運」不會憑空而降。

二〇一〇年，孟緯德先生（我們習慣叫他阿派），在網路上徵求散文駐站作家。我無意間看到了這個消息，於是試投了一篇有關醫療的科普散文，沒想到阿派看了之後，就邀請我在他設立的「PWCO寫手平臺」固定每個月發表一篇散文。

就這樣寫了幾個月之後，我竟然寫出了興趣，覺得每個月寫一篇散文是游刃有餘。於是我厚著臉皮要求醫院的公關呂建和先生，希望他能替我引薦一些記者朋友，看看有沒有機會讓自己成為報章雜誌的專欄作家。

時報出版社的少鵬因此和我見面，務實的他潑了我一盆冷水，讓我從自我膨脹的雲端跌回人間——他勸我應該更有志氣一點，寫完一定數量的文章之後再出版，不要死腦筋想著什麼專欄作家的事，因為這樣更有賣點。

可想而知，當時我是出不了書，因為我的散文還寫沒有幾篇，數量少得可憐。不過，我更厚著臉皮抓住少鵬不放，告訴他我有一本寫了八年的小說，可以先請他看看。

沒有想到此舉卻陰錯陽差促成了《國姓爺的寶藏》這本小說的出版，我從散文作家一下子變成了小說家，是當初我找建和時，料想不到的結果。你能說我不幸運嗎？

另外一件讓我想發笑的，是有關「醫師」這個職業。

在我撰寫醫學的科普散文時，我閱讀了很多資料，希望能增加文章的廣度和深度，而其中我對於醫學發展的歷史，尤其是外科的歷史情有獨鍾，也著力最深。

當我收集的資料愈多，了解也越來越多之後，除了看完某些歷史故事會哈哈大笑之外，我忽然覺得自己所穿的白袍是如此膚淺與沉重。

在醫學的發展歷史裡，我所了解到的醫師並非「理當」賦予神聖的地位，而且我們有數不清的前輩，是在「嘗試錯誤」與「胡思亂想」裡找答案，運氣好一點的話，可以矇混到一些造福人群的豐功偉業，但可惜的是，歷史的洪流裡，埋葬著很多令人意想不到的失敗。所以，我才覺得膚淺。

至於我為何會覺得沉重，乃是醫學發展到近代，任何的研究都越來越嚴謹與精確，早已脫離以前那種「天馬行空」的思維模式，逐漸往真正的「實證醫學」前進，也讓現在身為醫師的我們，理所當然享受著許多前輩努力與犧牲得來的成果，變成廣為人們所尊重的職業，彷彿是穿上白袍的天使，完全脫離以前歷史所記載的負面形象。

認知這種膚淺與沉重，我才覺得想笑，笑自己也是個凡人，不能因為別人的尊敬以及職業的神聖，自以為比別人高尚與優越，相反地，我在笑過之後，認為在生命之前要更謙遜。

因為我並非萬能，論聰明才智，也不見得比歷史上那些糊塗莽撞的醫師前輩強到哪兒去。看到更多的歷史，也實際參與了醫療工作二十幾年之後，我反而能以更寬廣與虛心的態度處理所有經手的事——因為我看前人是如此，以後的人看我們，也「理應」是這樣。

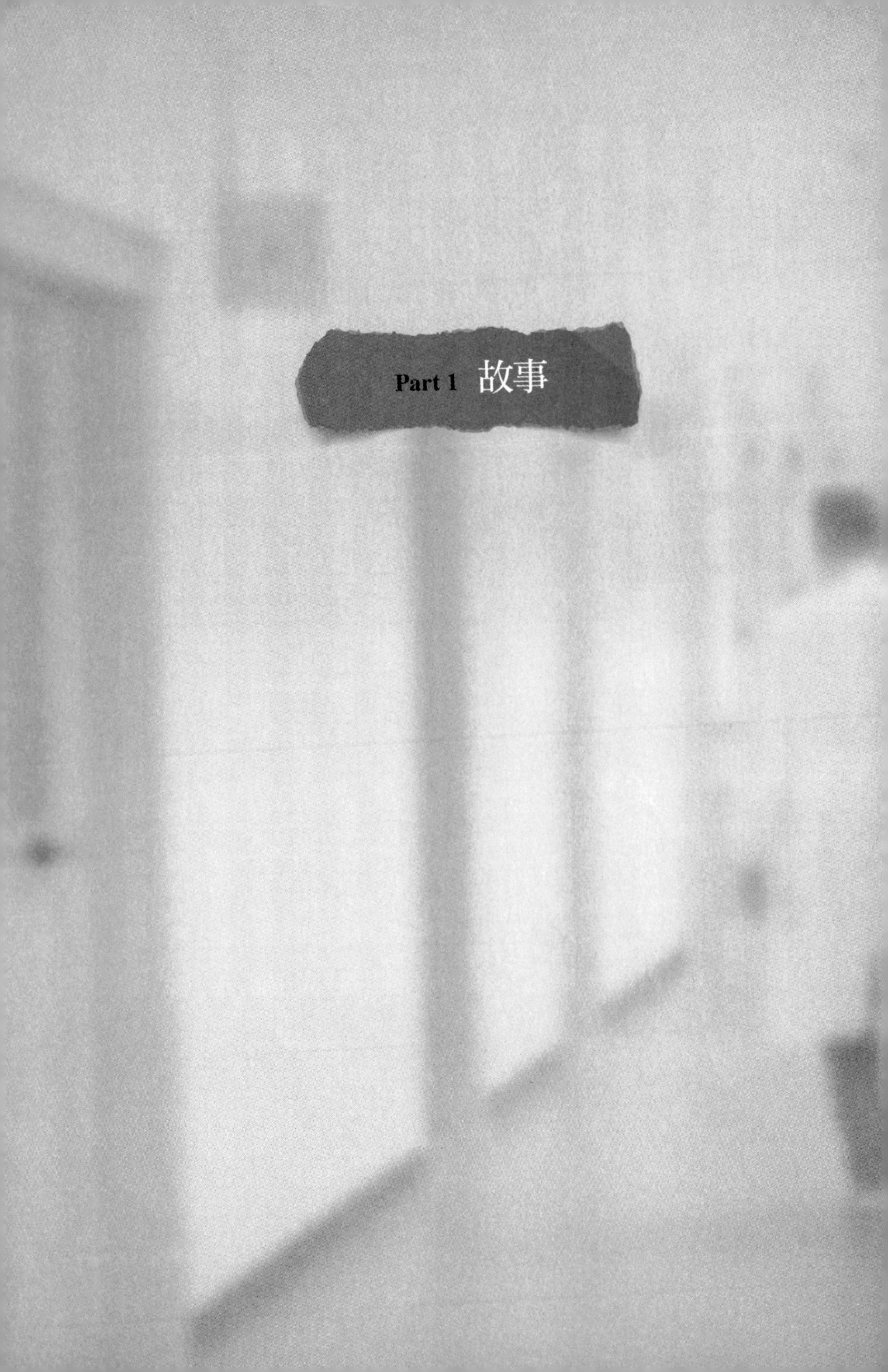

Part 1 故事

外科醫師的祖師爺

我常常在思考一個問題：「木匠拜的祖師爺是魯班，老師拜的祖師爺是至聖先師孔子，那麼外科醫師拜的祖師爺應該是誰呢？」

讀了紐澤西醫學院（University of Medicine and Dentistry of New Jersey）魯寇（Ira M. Rutkow）醫師所著的《外科圖解歷史》（*Surgery: An Illustrated History*）之後，我覺得如果只是選擇某一位特定人物，可能會落入以偏概全的陷阱。因此，在這樣的情況下，我倒喜歡選出「理髮師」做為我們外科醫師用以祭拜的祖師爺圖騰，底下的三張中世紀油畫，似乎多少能夠解釋我的狂想。

在中世紀的歐洲（約略是十一到十三世紀左右），當時的手術有很多是由理髮師完成的。所以，你能看到第一張圖中的理髮師右手拿著剪刀，代表平常幫人們整理頭髮，而左手拿著的刀子可不只是替人刮鬍子的剃刀，而是幫顧客割除身上的痔、皮膚腫瘤……等等贅生物的手術刀。

這聽起來或許很可笑，甚至是很可怕，但是在那個時代，醫師間有個普遍的

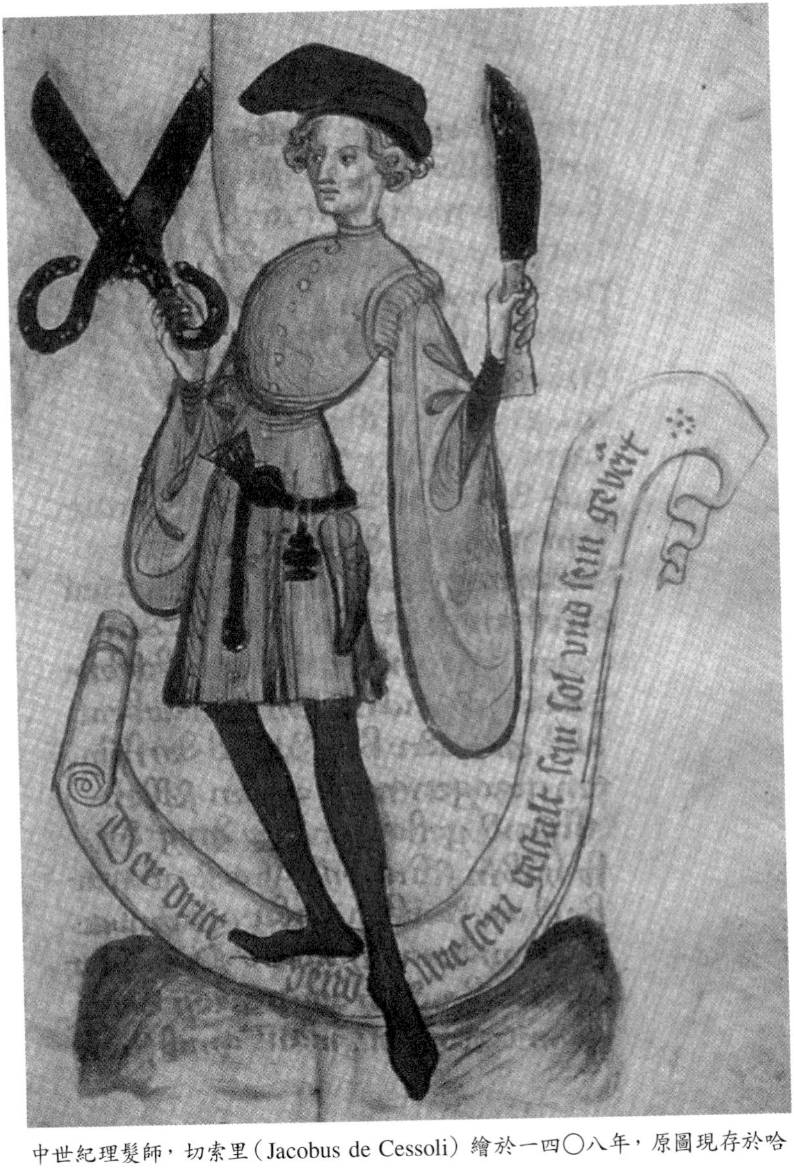

中世紀理髮師，切索里（Jacobus de Cessoli）繪於一四〇八年，原圖現存於哈佛大學圖書館

想法，就是手上沾染到鮮血有損自己的尊嚴，加上當時的國家制度都是宗教凌駕政治之上，教會並不認為外科學是門重要的醫學，只把它當作是一種附屬的醫療行為，或是不到最後關頭不得不使用的手段，如此的氛圍就讓一些江湖術士得以乘隙而入，手術品質自然良莠不齊，歷史書裡有時用「巡遊的庸醫」（wandering charlatans）來稱呼這一群人。比起來若遇到有經驗的理髮師還算是好的。

第二張油畫是尼德蘭畫家博斯（Hieronymus Bosch）描述某些荒唐的醫療行為，畫作名稱是「愚笨的治療」（The Cure of Folly），也可以叫作「取出瘋狂之石」（Extraction of the Stone of Madness）。為何會有這樣的行為？其實是可以理解的。

中世紀的時候，病因生理學薄弱得可憐，當時的人不僅認為祈禱可以治病，甚至認為智商低的人是因為腦裡有石子造成的，所以教士和江湖郎中有時會合演一齣鬧劇，由頭上戴著一頂所謂「智慧的漏斗」（funnel of wisdom）的理髮師，切開病人的頭皮，然後以預藏的石子欺騙病人，告訴病人已取出愚笨之石，然後將石子丟入河流中，就算完成了此一治療行為。

博斯的畫作向來使用大量象徵與符號，以艱澀難懂聞名，被認為是二十世紀「超現實主義」的啟發者之一。但上述的作品卻是簡單而直接，以近乎戲謔的手

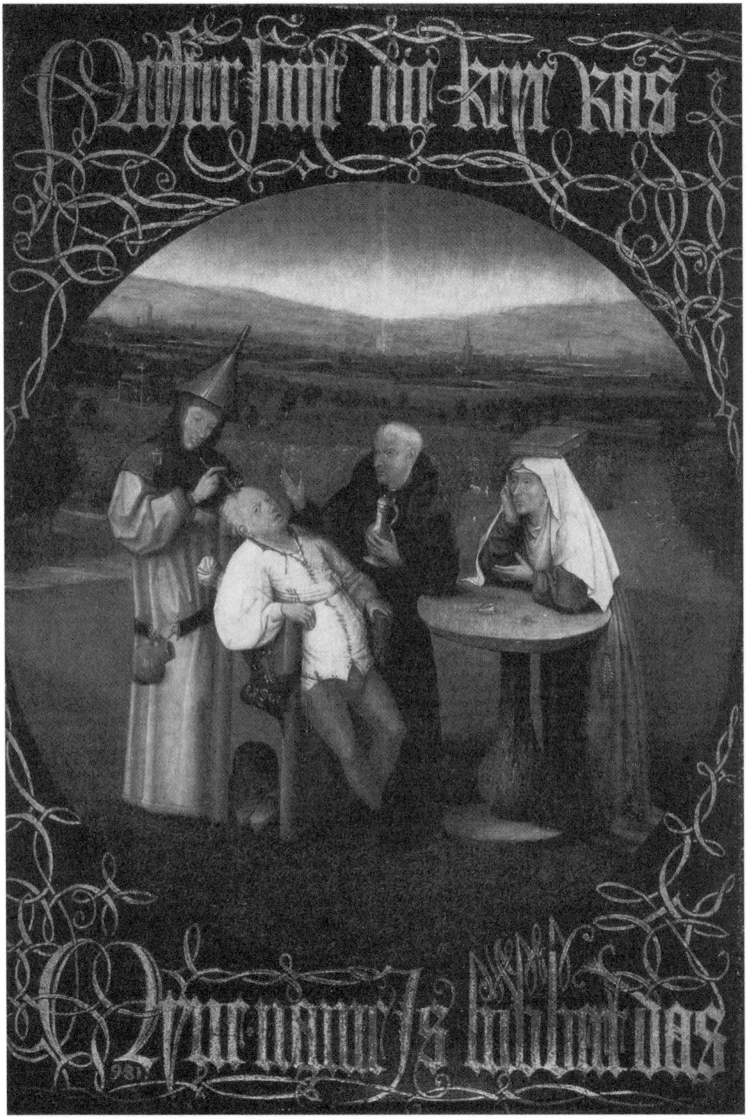

愚笨的治療，原圖現存於西班牙馬德里普拉多博物館（Museo del Prado）

法，嘲諷那個時代可說是「騙術」的外科治療。或許，從事此一手術的「理髮師兼外科醫師」（barber-surgeon）才需要取出腦中的「愚笨之石」吧！

另外一個讓正統醫師不願從事外科治療的原因更容易理解，因為不好的治療結果會讓醫師人身安全受到危害。

在中世紀之前，統治過義大利的東哥德王國（The Ostrogothic Kingdom）有條嚴苛的法律，依據國王的規定，醫師從事外科矯治的行為要百分百成功，如果醫師手術失敗，甚至造成患者死亡的話，那醫師就必須交由患者的親戚朋友處置。

這樣的法律規定造成正統醫師不願輕易替病人動外科手術，即使不得不選擇開刀治療時，醫師在手術前也要和病患及其家屬訂定契約，言明醫師在手術失敗後不會因其結果受到人身迫害。這應該是當代手術同意書的濫觴，只是在當時這是醫師的保命符，而現行的手術同意書並無此功能，最多只是一份有法律效力的治療前告知文書而已。

所以，就中世紀的狀況，當然會逼得醫師寧願從事非侵入性的治療，大多從事內科或藥理學的研究而已，這麼一來，外科的發展停滯不前也就可以理解了。因此，外科醫師的功能被理髮師取代，地位自然不高，在當時的很多油畫中，描

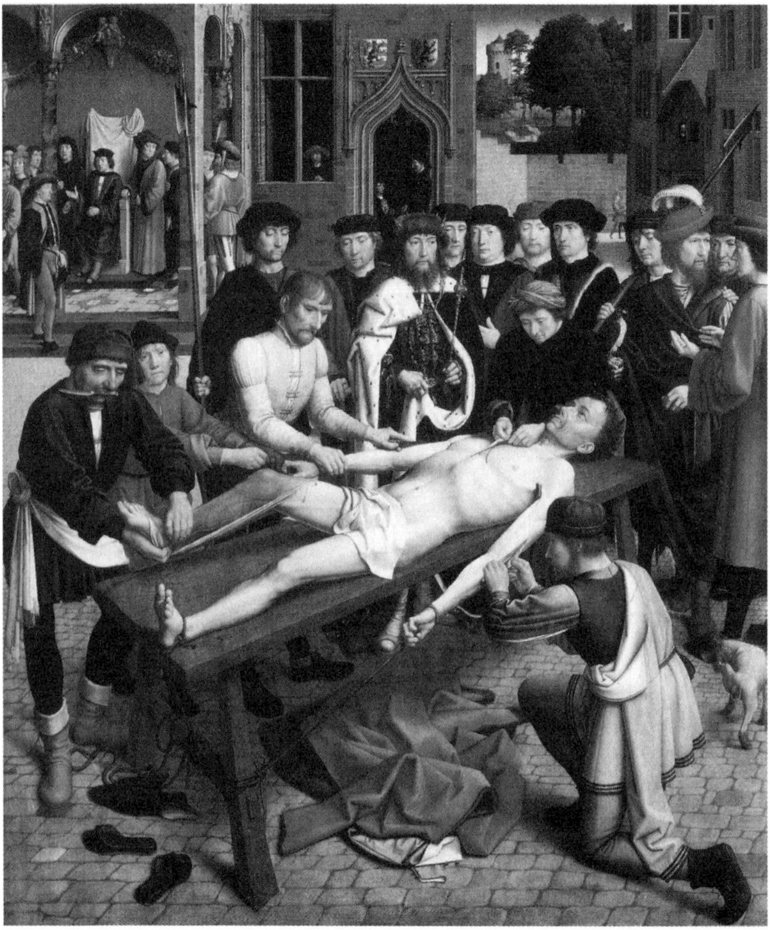

貪汙法官賽桑尼斯的剝皮行刑（The Flaying of the Corrupt Judge Sisamnes），大衛（Gerard David）繪於一四九八年，原圖現存於比利時格羅寧格博物館（Groeninge Museum）

繪出理髮師從事的是放血、割割小疣，或者是取出愚笨之石的工作，讓人看起來心裡真不是滋味。

第三張油畫比較驚悚，這張十五世紀的畫描繪的是一名貪官接受活生生剝皮的刑罰，這種刑罰雖不像中國古代的「磔刑」——千刀萬剮，但受刑的人也是一樣遭到「凌遲」而死。

畫中手腳俐落的行刑人不是劊子手，而是經驗豐富的「理髮師兼外科醫師」！

身為當今的外科醫師，讀完了這些歷史，覺得有不幸，也有其幸運。

不幸的是，民智已開，任何醫療的手術不管難易度，都被寄予厚望，只要有所閃失，甚至造成病人死亡，醫師雖不至於像東哥德王國的醫師一樣被交予病患家屬發落，但面對家屬排山倒海而來的壓力，訴諸媒體，對簿公堂，甚至活生生在大眾面前被說長道短，即使一生救人無數，只要一次失手，便會被打入沒有「醫德」的阿鼻地獄。

但幸運的是，醫療與科學的發展，讓現在的手術能在更安全的環境下施行，不僅醫師能利用更不侵入性的方法獲得更好的結果，病人的恢復也能更快，不需要冒著極大的生命危險來接受治療，醫師與病人都能互蒙其利。

不過我覺得最幸運的是外科醫師沒有被理髮師取代，不然如果開刀技術不好，可能只會被分派去理頭髮，或是當劊子手做「人皮燈籠」。

讀歷史可以知興替，像我這樣引經據典、隨筆漫談，不需負什麼法律責任，又可以自娛娛人，豈不樂哉？

人體的構造

成功的外科手術除了要有醫師高超技巧的雙手之外，另一個重要的關鍵是，醫師必須要有精確的解剖學概念做基礎。現代的人體解剖學和其他學科一樣，也是歷經了長時間努力與發展的產物，細究其歷史，過程也是十分坎坷。

和其他科學的故事相同，硬要說是誰發明了解剖學是不可能的，可是在談到它的歷史發展時，幾個重要的人物是一定要提出來介紹的。

在西方的醫學之父希波克拉底（Hippocrates）之前，就有零星的人體解剖記載。西元前五世紀的克羅頓（Crotone），有一位叫阿爾克邁翁（Alcmaeon）的醫師發現了視神經和耳內的咽鼓管，並且首先宣稱大腦是智力和感覺的泉源，他提出的「大腦缺血理論」，一直被醫學界應用到二十世紀初期。可惜的是古代希臘人和中國一樣敬重死者，所以解剖學的試驗無法大規模進行，大都是動物解剖的對照，或者是屍體因外傷不小心的暴露，終究難以一窺人體解剖的堂奧。

而另外值得一提的醫師是蓋倫（Claudius Galenus, Galen），他的發現與提出的理論，為解剖學日後的發展奠定下重要的基礎。我在大學修習人體解剖學時，還有一本教科書是以他來命名的。

蓋倫出生於西元二世紀的希臘，在西元一六二年去了羅馬，以出色的醫術與著名的醫學作家身分，很快就贏得人們的讚譽，並成為兩位羅馬皇帝奧里略（Marcus Aurelius）與維魯斯（Lucius Verus）的醫師與親信。也由於這個特殊的身分，讓他的解剖學成為日後羅馬帝國一千多年的金科玉律，因為帝國的律法也禁止人體解剖，所以蓋倫的學說直到文藝復興時期解剖學復甦後才受到挑戰。

這樣的結果是幸也是不幸。幸運的是蓋倫的解剖生理概念雖然出自於動物身上（大都是猿猴），但他並非死板板的只利用屍體，而是會設計一些實驗，從而發現出某些現象，並套用到人的身上。例如蓋倫切斷通往心臟的神經而造成心跳停止，破除了自古以來認為神經是從心臟而非大腦發出的誤解；他還發現切斷喉返神經也會失聲，切斷頸部神經則會造成肩膀肌肉的癱瘓等等；另外他更發現尿液是由腎臟製造，經由輸尿管、膀胱再排出體外。

雖然蓋倫的解剖生理實驗獨步當世，但畢竟是用動物的觀察套用到人身上，錯誤在所難免，更不幸的是，因為他好鬥、喜歡爭權奪利的個性，加上政治正確（與皇帝交好），讓他成為禁止人體解剖的羅馬帝國接下來一千五百多年間的

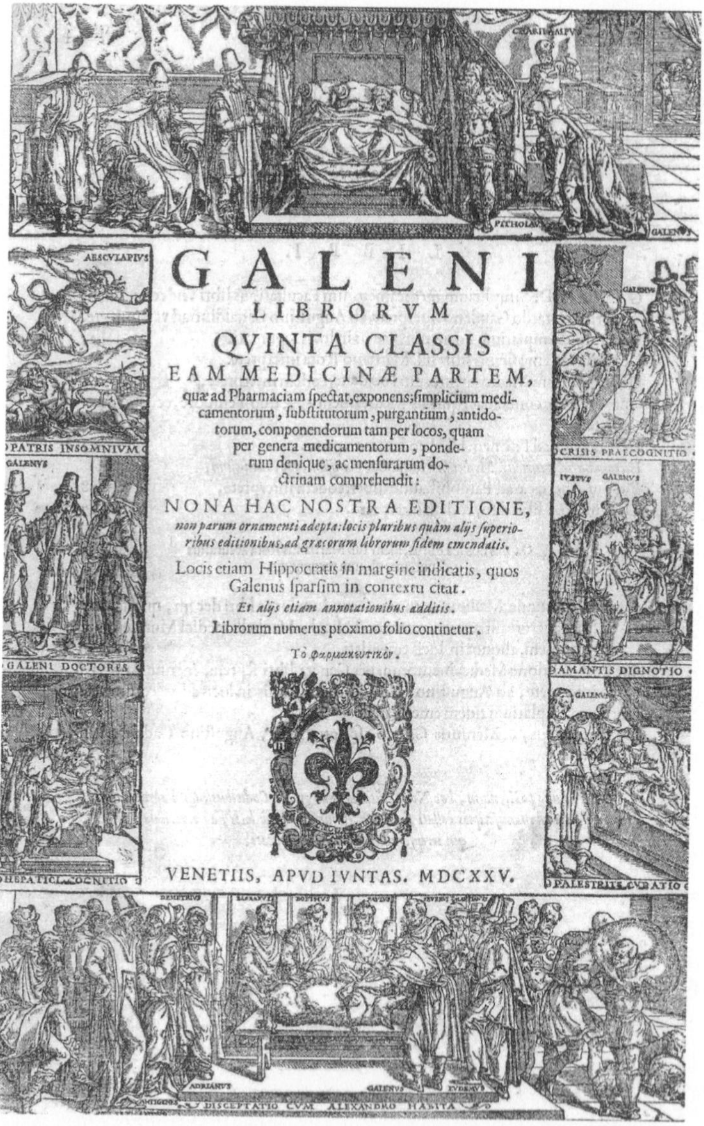

GALENI
LIBRORVM
QVINTA CLASSIS
EAM MEDICINÆ PARTEM,
quæ ad Pharmaciam ſpectat, exponens; ſimplicium medicamentorum, ſubſtitutorum, purgantium, antidotorum, componendorum tam per locos, quam per genera medicamentorum, ponderum denique, ac menſurarum doctrinam comprehendit:
NONA HAC NOSTRA EDITIONE,
non parum ornamenti adepta: locis pluribus quàm aliis superioribus editionibus, ad græcorum librorum fidem emendatis.
Locis etiam Hippocratis in margine indicatis, quos Galenus ſparſim in contextu citat.
Et aliis etiam annotationibus additis.
Librorum numerus proximo folio continetur.
Τὸ φαρμακευτικόν.
VENETIIS, APVD IVNTAS. MDCXXV.

保利努斯（Fabius Paulinus）編輯的蓋倫醫學文集，於一六二五年在威尼斯出版，現存於加州大學圖書館

「解剖學教科書」，此舉嚴重影響解剖學的進步與發展，使得很多錯誤被沿用千年，讓人體解剖學也經歷了一段黑暗時代。

蓋倫之後到文藝復興之間，解剖學的實踐無法在真正的人體上開展，官方認可的唯一解剖工作只有了解病患死因時的探索。一三〇二年在義大利的波隆那，一個來自阿佐里尼（Azzolino）家族的貴族死因很可疑，來自瓦里格納的醫師巴塞羅繆（Bartolomeo da Varignana）受命檢驗，他的報告就變成解剖學知識重要的參考。

文藝復興時期對人體解剖學的發展來說是一個重要的分野，一方面屍體解剖的管制已經比較鬆散，教會成了處理人們後事的場所，只要膽量夠，躲在停屍間裡就可以好好解剖屍體；二方面是藝術家為了完美呈現人體結構之美，也偷偷加入解剖人體的行列，最有名的人當屬達文西（Leonardo da Vinci）。

達文西在太平間裡靠燭光照明就解剖了三十幾具遺體，畫了一千多張圖譜，研究了心臟、肺、子宮等等。他還畫出了胎兒在子宮內的樣子，雖然並非全然正確，但他的畫工精細，而且鉅細靡遺的描繪了消化系統、泌尿系統，甚至還試著探討顱神經的經過路線。

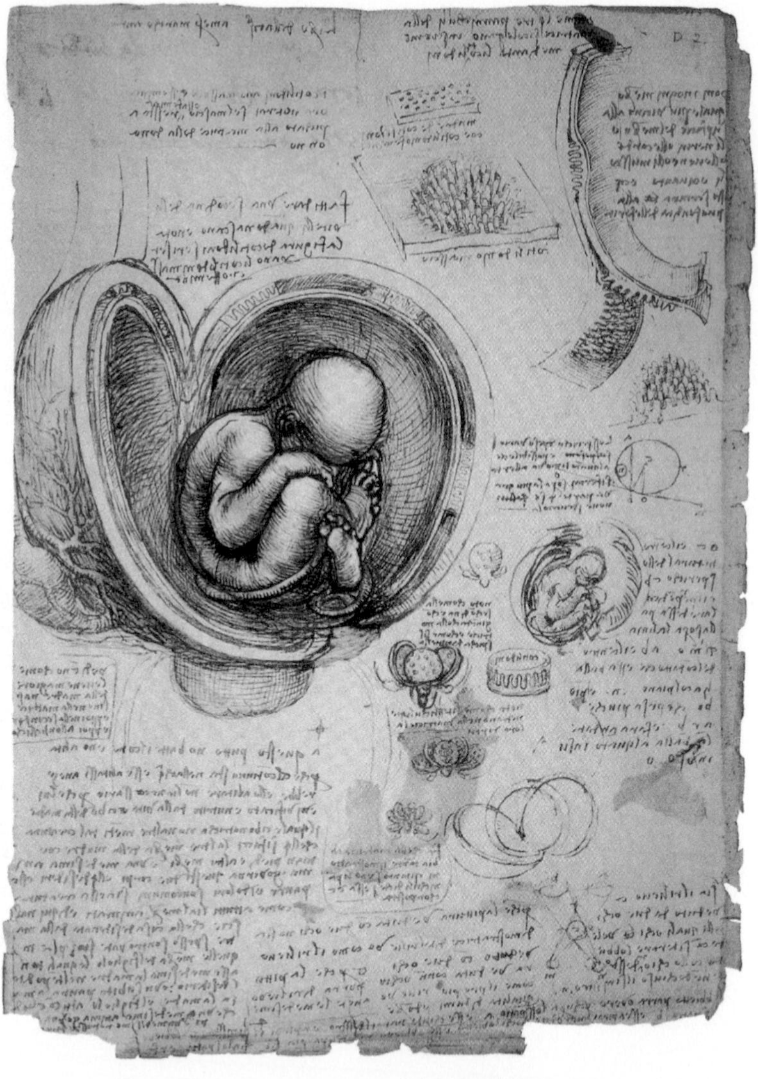

達文西畫出胎兒在子宮中的素描，現存於英國溫莎堡

可惜他的野心太大，造成「失之也雜」，如同「大西洋手稿」（Codice Atlantico）內其他洋洋灑灑的資料一樣，沒有經過有系統的整理，甚至出個專書，以至於無法成為一家之言。所以看他的解剖圖譜，就如同看他的「蒙娜麗莎的微笑」——讚嘆之餘，總是高不可攀，很難依此成為一門值得學習的專科。

至於真正的人體解剖學之父是位名叫維薩里（Andreas Vesalius）的比利時人，他在一五三八年以二十三歲的年紀，和他向大師提香（Titian）習畫的同鄉卡爾卡（Jan Stephen van Calcar）合作，出版了圖文並茂的《解剖圖譜六幅》（*Six illustrated anatomical tables*），雖然其中仍充滿了蓋倫學派的謬誤，但卻讓他享有解剖學家的名聲。

一五四三年維薩里更上層樓，發表了不朽的鉅著《人體的構造》（*De humani corporis fabrica*）。它的出版引發空前轟動，不過是負面的居多，當時大部分教授人體解剖的大學老師是蓋倫的信徒，維薩里在書中甘冒不韙，直指蓋倫的許多錯誤，讓他不得不面對愚昧力量的巨大挑戰，並和反對者的惡意中傷進行鬥爭。最後他終究不敵同事攻擊和教會威脅，憤而燒燬自己的著作後離開，成為西班牙國王腓力二世（Felipe II）的御醫，結束了學術研究。

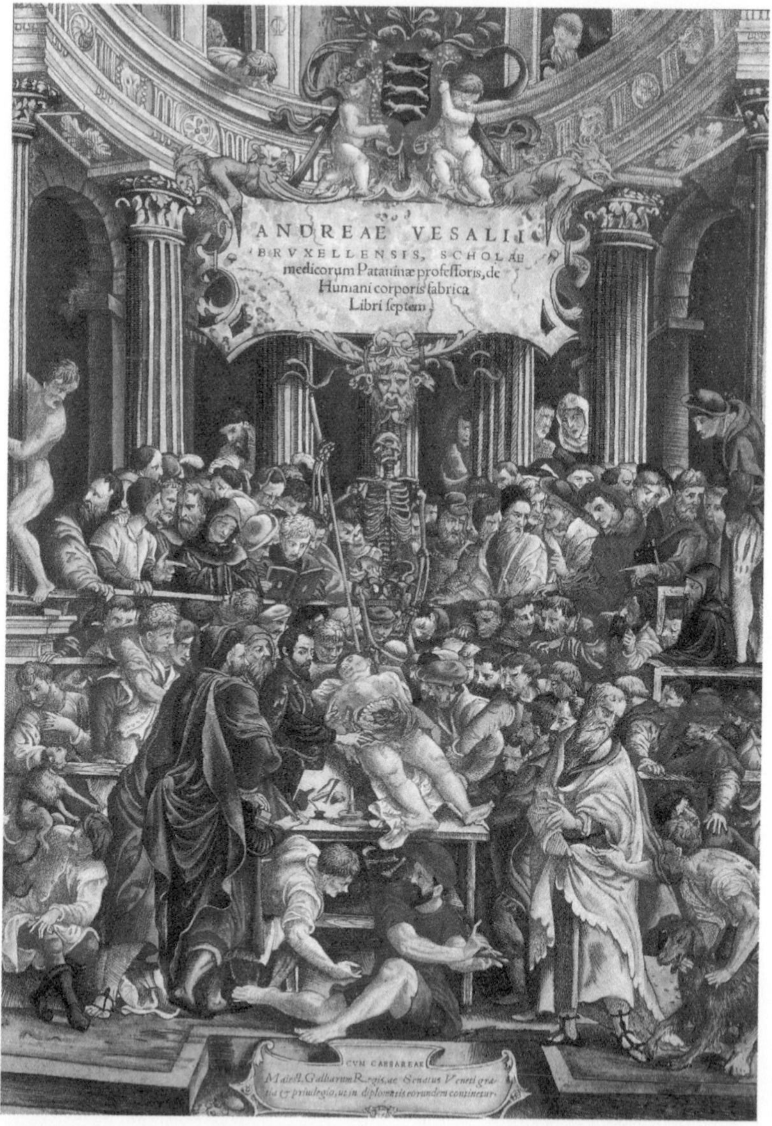

維薩里的鉅著《人體的構造》卷首插畫，現存於諾曼圖書館（The Library of Haskell F. Norman）

但故事並沒有結束，維薩里的著作像一把火，點燃了對於蓋倫學派的反思，漸漸有學者能接受他書中正確的觀念，日後在探討人體解剖學時，維薩里的《人體的構造》被視為現代解剖學的基礎，是所有相關出版物中很重要的作品。

我在大二時修習人體解剖學，對它的印象很差，課本又厚又重，充滿了拗口的拉丁文專有名詞和人名（通常是首先發現者的別稱，對應某些人體解剖位置），背下來是沉重的腦力負荷，動不動都要擔心被當的風險；而實作的解剖課除了要克服對「大體」（cadaver，用於解剖用屍體的通稱）的恐懼外，還要忍受那濃重刺鼻的福馬林氣味，對大部分的人來說，還是夢魇一場。

如今自發性小小研究了解剖學歷史之後，回頭再看看那些令我苦惱過的專有名詞，也不似從前那般吃力，什麼奇奇怪怪的人名都是代表曾經在解剖學領域奉獻心力的醫師，想到這裡就不再覺得令人厭惡了！

上古開顱術

外科學的起源和人類的生活息息相關，所以要探討它的發展，其實不見得需要有文字記載與敘述，「凡走過的，必留下痕跡」，經由出土的文物，不僅可以發現史前人類為了生存所做的努力，也可以了解其手藝的精巧。左頁的照片不只能印證我的說法，更會讓大家讚嘆人類的祖先竟能在那樣貧乏的資源下從事困難的外科手術。

照片裡的人類顱骨的共同特色是都被打了洞，醫學上的說法是，他們都接受了所謂的「顱骨環鋸手術」（trephination），有些骨頭的歷史甚至可以追溯到西元前五千到一萬年。

以現代的外科技術而言，這類的手術仍是有一定的難度，需要在設備完整的開刀房上麻醉，外科醫師在電動氣鑽的幫忙下，才能打出一個像這樣平整的傷口，並不是隨便的阿貓阿狗在未經訓練的情況下都可以任意從事的處置。但在這之後，一直到了十九世紀才有真正的開顱術，用以治療腦內疾病。

身為外科醫師的我實在很難想像，石器時代的人類有如此高超的技能。除了要用石頭的器具，以手工的方式去鑿開並移除完整的圓或橢圓形的頭蓋骨外，病人還要能存活下來。因為研究頭骨的考古學家發現，這些環鋸開的骨頭有很多邊緣都已經鈍化，表示接受此一手術的患者在之後又活了一段相當長的時間。

更讓我想不透的是，這種以石頭器械施行的開顱術實在無異於凌遲病人，在施行手術的過程中一定是疼痛難耐，病人如何能乖乖躺下讓當時的操作者順利做完手術？單純的巫醫下符咒或催眠已無法完全解釋，唯一合理的假設是史前的人類已經有著相當程度的麻醉技術，因為要讓疼痛指數如此高的手術得以實施，鎮痛與安眠

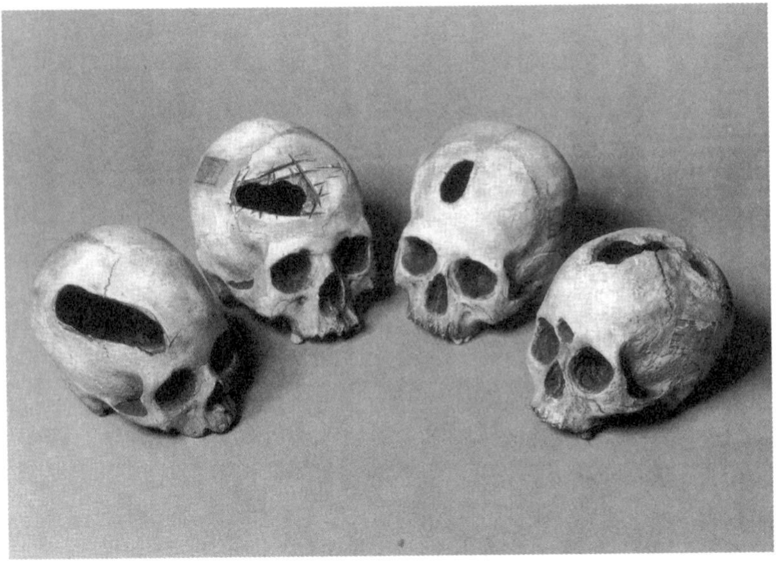

上古顱骨環鋸手術，現存於美國費城醫學院慕特博物館（Mütter Museum）

藥劑如何拿捏，即使到了現在，也是充滿著學問與變數。

巧合的是，這種顱骨環鋸手術普遍存在於對史前人類的考古發現裡，歐洲、美洲、非洲，甚至是亞洲（在山東省廣饒縣傅家遺址發現，距今五千年，是中國最早的開顱手術樣例），都有一樣的發現，而且在不同的年代都顯示出相同的結果，無法用單一時間、同一群人的集體學習來解釋。

雖然考古學家認為施行這種顱骨環鋸手術不僅僅是治療外傷的手段，有些證據甚至指出，這樣的行為可能源自於驅邪、崇拜神靈，抑或是能治療盲人（中國考古學家韓康信先生的推論），但無庸置疑，那些史前的巫醫具備了高超的醫術，那些放血、刺穿腫瘍的石刀，竟然也是開顱的利器，不知道現在使用高科技氣鑽的神經外科大夫們會做何感想？

至於在有文字記載的人類歷史中，外科學的發展不再那麼模糊，透過遺留下的文字或圖案，我們也可窺見一些蛛絲馬跡。

漢摩拉比（Hammurabi）是巴比倫帝國偉大的國王，他所訂定的「法典」是人類最早的成文法典，鐫刻在一個黑色玄武岩的石柱上，目前收藏在法國的羅浮宮裡。這部法典的價值是在歷史上首次界定了職業的劃分系統和犯罪的定義範圍，其中「以牙還牙，以眼還眼」的概念更是常常被引用。

這部法典也首次規範了外科醫師們的作為，法典的第二百一十五條規定：「如果醫師做一項較大的手術或治療眼疾時，他可收到十枚銀幣；如果病人是自由人，他應付五枚銀幣……如果病人因為手術死亡或失明，那麼醫師的雙手就要被砍掉。」

會有這樣的規定是因為巴比倫帝國的醫學是巫師的特權，而普通的醫師則是

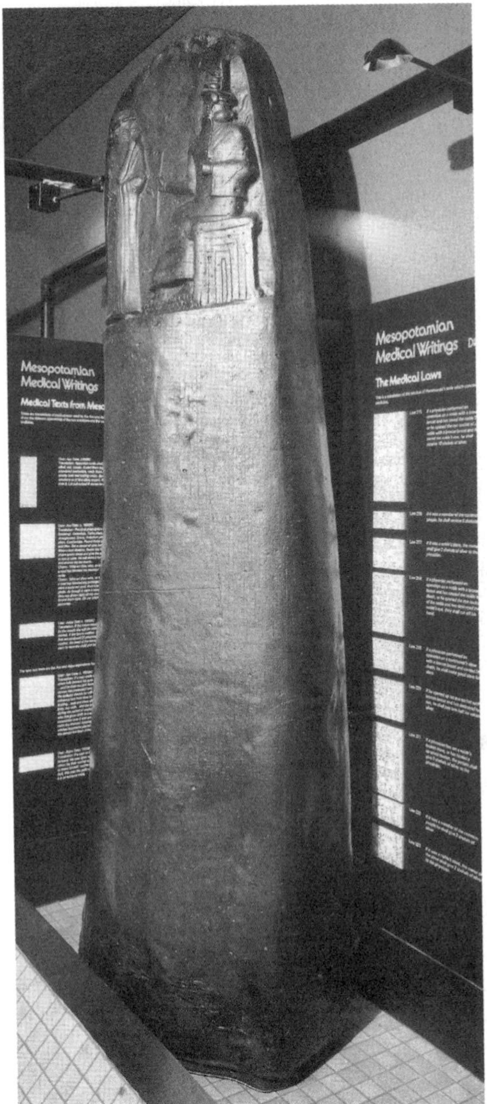

漢摩拉比法典，現存於法國羅浮宮

局外人，他們要為自己所做的手術成敗負責。但是有史料顯示，這條法律並沒有被嚴格實行，否則到後來也沒有人敢當醫師了。

寫到這裡，覺得自己及其他心臟外科醫師還滿幸運的，如果我們是生活在巴比倫帝國時期，那被砍去雙手的醫師一定以心臟外科居多，而且是在年紀輕輕、經驗不足時就被砍掉了。

另一古老文明——埃及，也記錄了很多外科學的技術，不僅神廟建築裡有很多外科器械的圖騰，根據記載，當時醫療的專業分科已具雛形，每個醫師僅要求掌握一種疾病的知識而非多種。

而對於埃及醫學知識的了解主要來自西元一八七三年喬治．埃伯斯（Georg Moritz Ebers）發現的所謂「醫學莎草紙」（medical papyrus），這些書寫在莎草紙的學問據信成文早在西元前三千三百年，而在西元前一千五百五十年左右編纂成冊，手稿內有對於外傷、骨折和脫臼治療的指導，裡面同時也記錄埃及醫師如何割除血管內的腫瘤，知道用燒灼的方法來止血，避免病患因失血過多而危及生命。

讀到有關這些醫學莎草紙的歷史時，同時發現一件有趣的事，有些學者認為

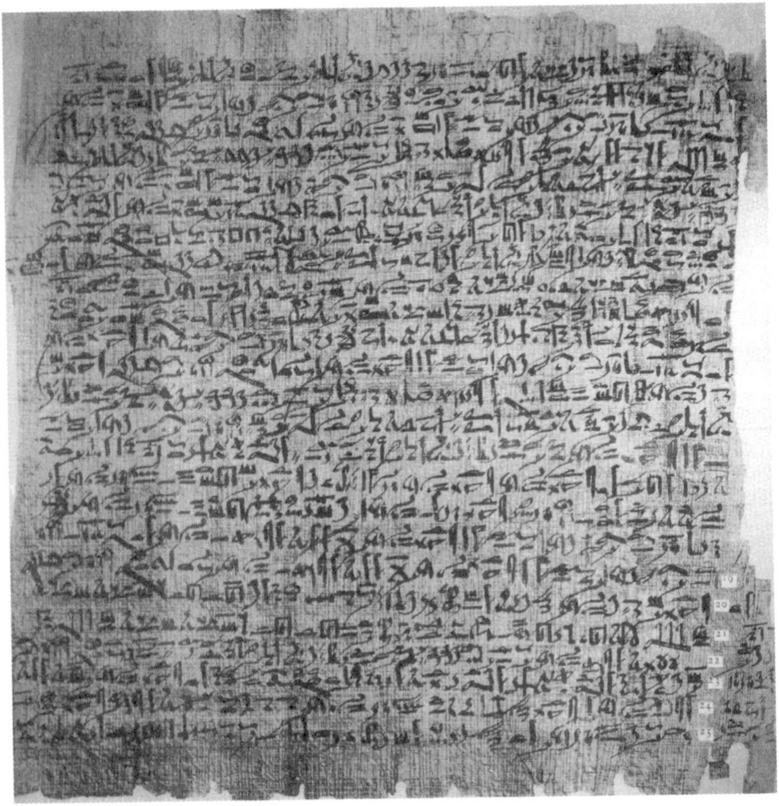

醫學莎草紙，現存於美國芝加哥大學東方研究所

裡面的知識來自一位偉大的醫師「印何闐」（Im-hotep），此人生活在埃及第三王朝，希臘人把他和希臘的醫學之神阿斯克勒庇俄斯（Aesculapius）等同看待。

印何闐多才多藝，身為大祭師的他除了精通醫學之外，也是天文學家與氣象學家、才氣縱橫的文學家，更厲害的是，他還是一位知名的建築師，為法老王左塞（Djoser）蓋了埃及第一座金字塔。

有沒有覺得印何闐很耳熟？他和電影《神鬼傳奇》（*The Mummy*）裡面那個大壞蛋同名，相信我，兩個人一點關聯也沒有。

外科學的歷史寫到這裡，似乎有點扯遠了！

華佗之外的中醫外科

「中醫擅長內科及調養，西醫則是外科比較厲害。」這幾乎是我們一般人共通的概念，就連西方人探討中醫的外科歷史時，和現今混沌曖昧的想法一樣，只把眼光放在粗淺不重要的事件上。

例如在羅伯托．瑪格塔（Roberto Margotta）所著的《醫學的歷史》（*History of Medicine*）裡，中醫的外科學似乎只有在華佗的那個時期比較有所建樹，能夠用「麻沸散」讓病人失去知覺，接著再施行手術，而在華佗之前，外科的發展好像只有為太監所做的「閹割手術」值得歷史學家記載，其他外科的成就乏善可陳，不值一哂，整個中醫能吸引人們目光的，不外是針灸和把脈。

而另一位醫師魯寇所著的《外科圖解歷史》，承繼了上述作者的觀念，甚至認為古代中醫的外科發展比不上同時期的其他文明，推論其原因是孔老夫子在《孝經》中所說「身體髮膚，受之父母，不敢毀傷，孝之始也」的概念所造成，所以古代中醫外科技術水準自然不高。

相信也有為數不少的人認為，那位替關老爺刮骨療毒，想用利斧鋸開曹操的腦袋，治療其頭風症的華佗，代表了中醫外科的高峰，而之後因為他被曹操賜死，獄卒不敢收他的醫書而使得中醫外科發展因而斷層，造成現今中醫的外科學不敵西醫的結果。

上面很多論點聽來鏗鏘有力，某些部分和我原先粗糙的概念不謀而合，但在歷史的洪流裡，事實確是如此嗎？拜讀了中研院歷史語言研究所研究員李建民先生所著的《華佗隱藏的手術——外科的中國醫學史》後，除了眼界大開之外，更深深覺得身為外科醫師的自己見識短淺和無知。

中醫外科史的「外科」這個術語，根據李建民先生的說法，最早起源於宋代，但是更早之前有關外科的疾病與治療，可以追溯到周

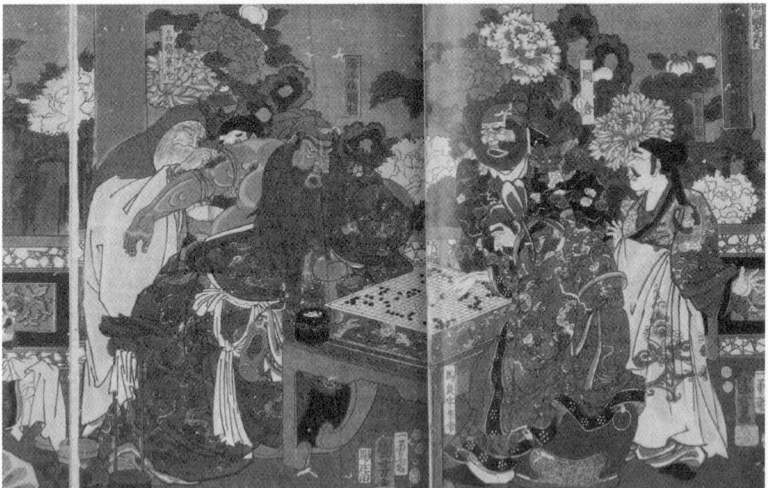

日本版畫「華佗骨刮關羽箭療治圖」，現存於美國貝塞斯達國家醫學圖書館（National Library of Medicine, Bethesda）

代。《周禮》中的醫師已開始有分科的雛形，屬性接近於現今外科範疇，稱之為「瘍醫」，其所處理的病變包括腫傷、潰瘍、金瘍（銳器造成的創傷）、折傷（骨折或脫臼）等，大多為生於體表的問題，可目視或手直接診治的局部病痛。

至於當時的外科分工細密度為何？李先生引用歷史學家陳直一篇冷門的論文〈戰國醫人小璽匯考〉，利用戰國時代的印璽，討論那個時期醫生的執業情況。從陳直收集的史料看來，從事外科的醫生還真不少，如「事瘍」、「事疕」、「事癰」、「瘍丁」等等居多，據資料來看，分工的細密度愈高，顯示醫師的技術變成只專治某些外科疾病。我的解讀是和當今如雨後春筍般成立的美容醫學診所一樣，利之所趨罷了，畢竟醫師也是人，也要養家餬口。

雖然中醫的外科可追溯至周朝，但現存最早的外科專書是西元四七九－五〇二年間，由南齊龔慶宣整理的《劉涓子鬼遺方》。書中的處方有一百四十餘則，其中用火針穿刺排膿的手法，既注意了消毒，又達到了引流膿水的目的，和現今外科的觀念一致。這本書還是日本弘仁時期（約西元九世紀）醫師必修的典籍，日本最古老的醫學教科書《醫心方》裡的外科方論也是以《劉涓子鬼遺方》為主體內容。

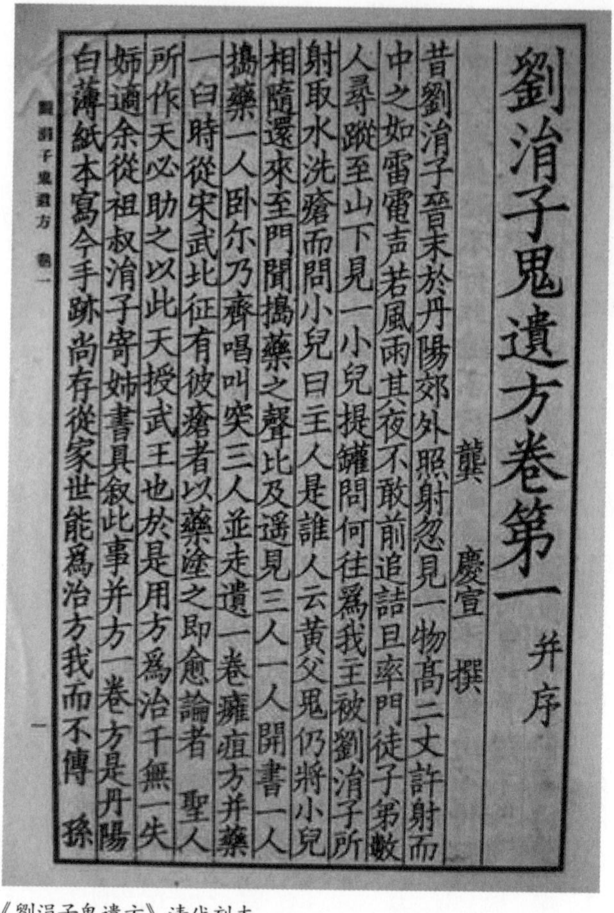
劉涓子鬼遺方卷第一 幷序

龔慶宣 撰

昔劉涓子晉末於丹陽郊外照射忽見一物高二丈許射而
中之如雷電声若風雨其夜不敢前追詰旦率門徒子弟數
人尋蹤至山下見一小兒提罐問何往爲我主被劉涓子所
射取水洗瘡而問小兒曰主人是誰人云黃父鬼仍將小兒
相隨還來至門聞擣藥之聲比及遙見三人一人開書一人
擣藥一人卧尒乃齊唱叫突三人並走遺一卷癰疽方并藥
一臼時從宋武北征有被瘡者以藥塗之即愈論者 聖人
所作天必助之以此天授武王也於是用方爲治千無一失
姊適余從祖叔涓子寄姊書具叙此事并方一卷方是丹陽
白薄紙本寫今手跡尚存從家世能爲治方我而不傳 孫

劉涓子鬼遺方 卷一 一

《劉涓子鬼遺方》清代刻本

戰爭是滋養外科的養分，西醫因為世界大戰而突飛猛進，而中醫的外科實務也在戰亂頻仍的魏晉南北朝得到精進。一本成書於西元六一〇年的《諸病源候論》記載了很多令人吃驚的外科技術，其中有治療腹部外傷造成腸子斷裂後的腸吻合術，斷肢的連接手術，還包含清創後各層組織要精確對齊的概念，這可是領先西醫有千年以上。

寫了這麼多，相信讀者一定可以理解，我在文章開頭的立論似乎無法和歷史的事實契合，甚至可以說，那些是錯誤的觀念，因為在魏晉時期，甚至在接下來的唐朝，中醫外科的技術已到一定的水準。照理說，如果能據此發展，現代的中醫外科不應這般薄弱，無法與西醫分庭抗禮，那麼問題是出在那個環節呢？依據李建民先生整合史料提出的觀點是，中醫外科學的沒落是因為「內科化」的結果。

自宋代以降，中醫外科的醫師相對內科而言，地位不高，有些是不通文理的人，這點和西方黑暗時代由理髮師代替外科醫師很像，自然無法和滿腹經綸的內科醫師相比，須知外科疾病的屬性和內科的理論有時南轅北轍，例如一個膿包用刀子切開流出即可，不用什麼陰陽五行、相生相剋的繁雜論述，所以外科大夫治病時搬不出大道理，輕者渾渾噩噩當個只會治皮毛的郎中，重者隨著內科醫師的腳步，注意把脈、投藥方的保守手段，漸漸不去探討外科疾病的病因病理學了。

所以宋代以後的外科醫書除了大量加入內科方脈學的理論外，漸漸只能偏重於創傷骨折與膿瘡處理為多，明清以後就沒有什麼創新的外科手術了。

李建民先生的史觀剖析了中醫外科學沒落的原因，在學術的立場上，我只能說這是史學家的論調，至於你若問我意見的話，其實應該還要加上幾個很重要的原因。

第一個是中醫普遍性的缺陷，就是無法進行有系統的、有條理的研究。內科學或許能自己看書了解，但外科是學徒制，沒有人在旁邊帶、看著做，無法成為好的外科醫師，即便是西醫也是如此，加上中國的老師都有留一手的心態，所以除非是天賜英才，否則不會一直有大量優秀的外科醫師出現。

第二個很重要的原因是中醫的外科學不重視解剖學，應該說在帝制的中國，人體解剖不為禮俗與法律所允許，因此中醫外科無法從事需要精確解剖學作知識背景的複雜手術，自然限制其發展。

本來想繼續再多寫一些原因的，可是想到再如何寫也只是徒增感傷，失卻了我原先要「趣談」外科歷史的本意，只希望讀者能了解，中醫外科也曾經有輝煌的一頁，不會和其他中國古老的學術一樣，消失在荒煙蔓草裡，只是被遺忘了而已。

誰是麻醉第一人

良好與適當的麻醉，一直是成功的外科手術不可或缺的要素，當今的麻醉學已發展成為一個完全獨立的專門學科，與早期由外科醫師兼任全然不同，這段歷史的演變也不過短短一百多年的工夫，但如果配合外科學的演進來看，其中還有許多有趣的故事。

外科學的歷史在人類有文字記載以來就不曾缺席，我們會發現，在物資缺乏、科技落後的幾千年前，某些以現代的眼光來看需要深度麻醉才能實行的手術就已經有了紀錄，可惜配合它的麻醉方法並沒有像手術過程一樣，被等比例的篇幅描述下來，所以在讚嘆先人手術精巧的同時，實在無從得知麻醉的藥物和病人的反應。

會有上述的情況發生，在身為外科醫師的我看來，應該是外科醫師的虛榮心作祟。畢竟記下自己精彩絕倫、技藝高超、獨步同儕的創新手術，遠比如何讓病人昏睡過去重要。因此，歷史上對於配合外科手術的麻醉方式的記載很零散，大概只能找到使用了鴉片、曼陀羅花、大麻等等的文字，談不上什麼系統性的麻醉方法。

如同我前面的文章提到的，文藝復興後人體解剖學有了關鍵性的進步，對於人體的器官組織了解越來越清楚，可是外科的手術卻仍然無法有突破性的發展，麻醉學沒有跟著進步應該是個很重要的原因。所以，烈酒便成為外科醫師的好朋友：在手術前讓病人喝醉，似乎是一個值得信賴的方式。

因此，有麥斯默（Franz Mesmer）這樣的醫師出現，一點也不奇怪。

麥斯默在一七七九年發表了一篇〈天象的影響〉的論文，提出行星運行如何對人的健康產生影響，他把這樣的作用歸因於他稱為「動物磁力」（animal magnetism）的神祕流體，他利用這種觀念把病人導入恍惚的狀態而解除病人的疼痛，也因為這樣的方法讓他大受歡迎，而且在巴黎撈了不少錢，甚至連法王路易十六也曾接受治療，付給他一筆兩萬法郎的報酬。說穿了，這其實只是一種催眠治療，所以你查英文字典的時候，會發現和麥斯默有關的單字"mesmerism"意思就是催眠術。

別以為這種方法不管用，歷史上有不少外科醫師用類似的方法幫助手術進行，最有名的當屬十九世紀英國的醫師艾略特森（John Elliotson），他號稱在孟加拉的印度戰爭中，用催眠術實施了兩百六十一例無痛手術，結果在一八四六年發表，不過他這種方法似乎不受同行的青睞，文章刊出後，並沒有什麼後續效應。

而當今所謂外科麻醉的基礎，是吸入性麻醉劑──乙醚的使用，但為何它會變成外科大夫的良伴，說起來還真是奇特。

一八三〇到一八四〇年代，美國社會的年輕人之間風行一種名為"Ether Frolics"的聚會，參加的人會吸入乙醚或一氧化氮（笑氣）以炒熱氣氛，這種情形聽起來似乎很熟悉，就像時下有人食用K他命助興一樣，所以稱這種聚會為十九世紀的「搖頭趴」也不為過。

一八四二年一月，在美國喬治亞州執業的隆恩（Crawford Long）醫師在朋友家中參加了類似的聚會，他發現與會的朋友吸入這些氣體後，即使摔得鼻青臉腫、頭破血流都還是嘻嘻哈哈，不會叫痛，讓他有了在手術中使用它們的念頭。

同年的三月三十日，隆恩第一次使用乙醚解除病人在手術中的疼痛，他沒有意識到自己是外科歷史上第一位利用乙醚做吸入性麻醉的醫師，他只有在病歷記錄中寫到：

> 詹姆斯・維納博，一八四二年，使用乙醚摘除腫瘤，二美元。

直到一八四九年，隆恩才將自己使用乙醚的八例經驗寫成文章發表，終其一生他都沒有以使用乙醚於外科手術的第一人自居，不像底下要介紹的這兩個人，為了爭誰是「使用乙醚於外科手術的第一人」，爭得你死我活。

一八四六年牙醫師莫頓（William T. G. Morton）與另一位醫師傑克森（Charles T. Jackson），改進了先前牙醫師威爾斯（Horace Wells）想使用笑氣為病患做「無痛拔牙」的方法，用乙醚進行無痛手術。他們選擇了美國麻州總醫院（Massachusetts General Hospital）為舞臺，連續成功的讓兩位外科醫師瓦倫（John Collins Warren）

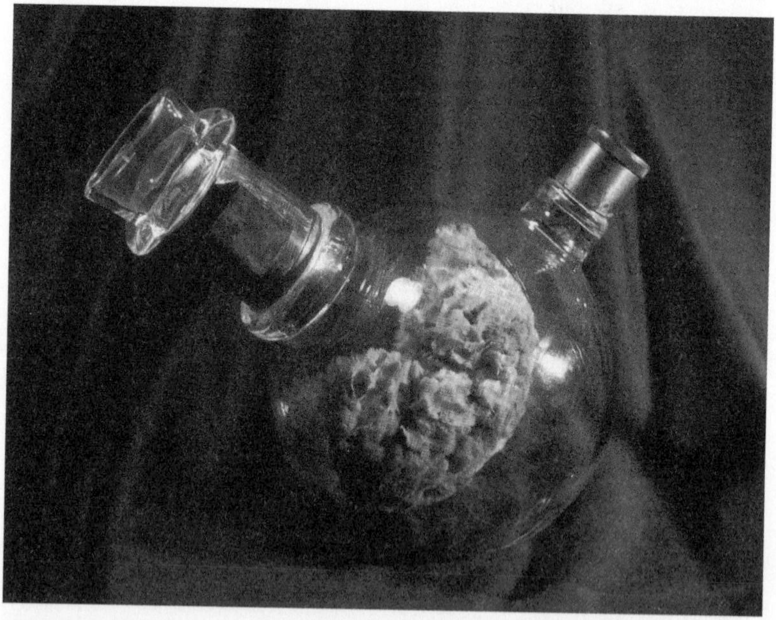

莫頓的乙醚吸入器，現存於哈佛醫學院華倫博物館（Warren Museum）

和黑沃德（George Hayward），施行了頸部腫瘤和手臂脂肪瘤移除的無痛手術。

但由於莫頓想申請這種吸入性麻醉劑的專利使用，並不急於幫忙施行第三例無痛手術。在麻州總醫院的畢格羅（Henry Jacob Bigelow）醫師幾近強迫的要求之下，莫頓兩人再次幫忙黑沃德醫師進行第三例無痛手術，這次黑沃德醫師要求必須公布吸入性麻醉劑的成分。

莫頓經過審慎的評估，終於同意畢格羅及黑沃德的要求，但附帶條件是他必須在醫學期刊做詳盡的報告。

結果黑沃德醫師在莫頓的幫忙下，成功完成一例無痛的截肢手術，畢格羅依約在《波士頓醫學與手術期刊》（*Boston Medical and Surgical Journal*）裡完整地報導這件事，時間是一八四六年十一月十八日，莫頓自此聲名大噪，同時外科手術中的麻醉劑使用也進入另一個新紀元。

一八四七年美國醫師侯姆斯（Oliver Wendell Holmes）創造了"anesthesia"這個字，也就是現今「麻醉」的稱呼。

不過莫頓和傑克森並沒有因為期刊的發表而真正名利雙收，兩人終其一生都在為了誰是「發現外科麻醉第一人」而訴訟。纏訟多年之後，莫頓自牙醫診所退休，投資的事業接連失敗，在一次前往律師事務所途中（目的是要討論與傑克森的訴訟）發生中風，在貧病交迫下逝世。

傑克森也好不到哪裡去，人生最後十五年在精神病院中度過。

至於真正的「第一人」隆恩醫師呢？每年的三月三十號，全美的醫師都聚在一起慶祝屬於自己的節日——這天也是隆恩醫師第一次將乙醚使用於外科麻醉的日子。

美國醫師公會還給了謙虛的隆恩醫師一個公道。

人道的外科治療

公認的西方醫學之父希波克拉底曾說：「對於治療疾病，要養成兩種習慣：一是要幫助病患，不然至少也不要對他們造成傷害。形成這樣的醫術本身有三個要素，一個是疾病，另一個是病人，最後一個是醫師。而醫師是這項技術的僕人，病人要和醫師一起合作對抗疾病。」

這段話對於身為外科醫師的我來說，自然是感觸良多。

每天在醫院裡辛勤工作，外科醫師和其他科的醫師相比，主要戰場除了門診與病房外，還多了開刀房。而外科中，有很多需要精細操作的科別，像我從事的心臟外科，或者是神經外科、胸腔外科等等，經常要耗費大量的精神與時間在開刀房裡。

開刀是治療疾病的手段，但也常常因此造成不可彌補的傷害，甚至是病人的死亡。所以雖然外科醫師不見得都看過上述希波克拉底的名言，但無形中，每天奉為金科玉律的就是這句話的精髓：一是要幫助病患，不然至少也不要對他們造成傷害。

歷史上成名的外科醫師不計其數，但能充分體會這句話的外科醫師，讓後世學者佩服的，我不得不介紹十六世紀那位終結以野蠻方法治療外傷的法國醫師帕雷（Ambroise Paré）。

帕雷出身卑微，父親是一位從事家具製作的木工。他沒讀過什麼書，不懂當時主流的醫學用語——拉丁文和希臘文。因為他的哥哥和姐夫都是理髮師出身的外科醫師，所以帕雷在很小的時候就在他們兩人的理髮店裡學會了一些放血、膿瘍切開引流、燒灼術和拔火罐等等基本外科技術。

十五歲時帕雷到巴黎的理髮店學習，上了許多解剖學的課，也參與了許多屍體解剖，並隨後在迪尤旅館醫院（Hotel Dieu）擔任外科醫師的助手兩年。或許你會覺得奇怪，但我前面的文章曾提過，那時的理髮師和外科醫師根本就是「一體兩面」的職業。

一五三六年，帕雷成為軍醫，並參加了法蘭西國王征服都靈（Turin）的戰役，那時的戰爭已使用火器，所以戰場上的傷口多以槍傷為主。當時的外科醫師受到比戈（Giovanni da Vigo）《簡明實作》（*Practica compendiosa*）這本書的影響，認為火藥會造成槍傷的傷口有毒，而最好的治療方法是用混有蜜糖的油，煮開後燒灼傷口。可以想像得到，這是多麼野蠻與殘忍的傷口治療方式。這個概念源自十世紀某位醫師的建議，剛開始只是處理傷口的「最後手段」，後來卻被不加選擇的廣泛使用。

帕雷意識到這種方法處理傷口非常疼痛，所以在沒有油的時候，他不得不想出一些替代方式。他用雞蛋的蛋黃，以及玫瑰油和松節油的混合物來塗抹槍傷，希望能減輕病患的痛苦。

剛使用新方法的帕雷，心中自然七上八下，夜裡無法入睡，害怕經他處理的病患會因此而死亡，所以在隔天破曉，帕雷就急於審視病患的情形和傷口。出乎他的意料之外，使用新方法的病患並沒有任何危急的情況發生，除了略感疼痛之外，傷口沒有發炎紅腫及任何惡化的現象，反而是那些使用舊方法處理的病患，傷口沒有改善，普遍還是紅腫，而且劇痛難耐。

就這樣，一位剛入行不久的軍醫終結了處理傷口的野蠻做法，並用成果說服了自己的同僚，讓受傷的士兵能夠受到「人道」的待遇。對病人充滿同情、聰明而且具有敏銳觀察天賦的帕雷，經過五年的努力，除了成為軍隊的偶像外，更晉升為大師級的外科醫師。

帕雷的成就還不止於此。他在處理戰傷方面實踐了前人的發明，勇敢的用結紮動脈來處理大出血，保住病人的生命；他也發明了給疝氣病患穿的拖帶，避免他們在未接受開刀治療前卡住腸子，造成可怕的後果；他更做出了精巧的義肢和義眼，幫助那些殘缺的病患找回功能和自信。

此外他還發明了很多外科器械，在治療牙齒問題上下過工夫，據信他提出了斷掉的牙齒再移植回人體的觀念和方法，他也找出治療手肘脫臼的方法等等，林林總總的發明與臨床實踐，真是介紹不完。

帕雷也利用豐富的外科經驗出了很多外科專書，但不是用當時的主流語言拉丁文書寫。由於不是學院派出身，帕雷理髮師兼外科醫師的背景讓有些大學的外科教授很不是滋味，其中以一位傳統主義者戈麥倫（Étienne Gourmelen）對他的批評最為激烈。

但外科不同於內科的養成，只是看看書，沒有身體力行的實做，無法成為擁有豐富經驗的外科醫師，不能拯救病患於危難困境之中，即使是在醫療發達的二十一世紀仍是如此。所以帕雷在回應戈麥倫的抨擊時，說得很尖酸刻薄：「你怎麼敢教我如何進行外科手術？你一生中除了看書外，沒有做過任何事情。外科是透過手和眼來學習的。而你只是我的小師傅——你所知道的，只是舒服的坐在椅子上憑空議論。」

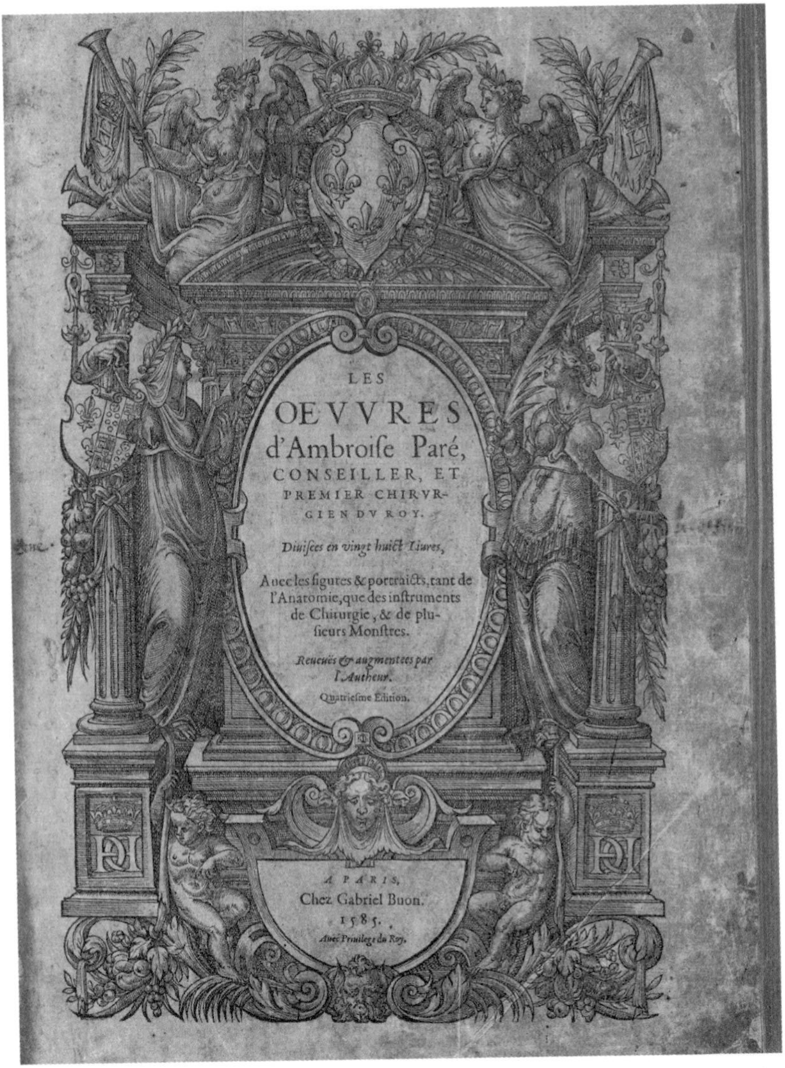

帕雷於一五八五年出版的外科書《作品》(*Oeuvres*)，現存於美國貝塞斯達國家醫學圖書館

但現實的生活中，帕雷是非常謙遜的一位外科醫師。

在皮埃蒙特（Piedmonte）戰爭的第一次交火中，一位軍官傷勢嚴重，被送到帕雷那裡治療，而最後他被治癒了。當帕雷被問及對這位軍官做了什麼事時，帕雷只是淡淡的回答：「我治療他，而上帝治癒了他。」（Je le pansay. Dieu le guérit.）

謙虛的帕雷醫師，他的墓碑被刻上了這句話。

整形外科之父

接受心臟外科手術後的病患，有些會因為發生併發症，接受其他外科醫師的診治。

例如有人因為腸子阻塞不通，甚至是腸胃出血，需要消化系統的醫師開腸剖肚；也有人移除不了呼吸器，到最後得拜託胸腔外科或耳鼻喉科醫師，為他們實施「氣管切開」的置管手術；更有病患在心臟手術後昏迷不醒，最後發現是腦出血，要商請神經外科為他們做「開顱術」清除血塊，避免腦組織受到壓迫而壞死……。

上述的併發症雖然林林總總，但會診的外科醫師都脫不了「見招拆招」的模式，把眼前的問題解決了即可，不需要去思索當次手術的「配套措施」。但是，有一個科別和心臟外科合作時，和上述的醫師不一樣，除了要「實用」以外，還必須兼顧「美觀」，那就是整型外科醫師。

由於大部分的開心手術是將胸骨用電鋸打開，才能看清楚整個心臟，然後再施行手術。所以要是術後傷口有感染，甚至於造成胸骨的「骨髓炎」的話，常常會使得胸前有大片組織缺損，情況嚴重到傷口闔不起來時，就需要整型外科醫師的幫忙，在「巧婦難為無米之炊」的考驗下，他們就必須利用胸大肌、腹膜或者是大腿的皮瓣，巧妙的將傷口闔起來，並且還要想辦法，讓提供給傷口組織的地方，外表看起來跟沒什麼大事發生一樣。這樣的功力，讓身為心臟外科醫師的我不得不佩服。

整型外科的英文名稱叫“Plastic and Reconstruction Surgery”，翻譯後應該叫做「整型與重建外科」。但臺灣有太多醫美診所的影響，一般人對整型外科的印象大多停留在割雙眼皮、隆鼻、隆乳、打脈衝光等等讓人看起來「美觀」的處置上，而不知植皮、燒燙傷、脣顎裂修補、變性手術、接斷指等等更複雜的手術，都需要學有專精的整型外科醫師介入。

整型外科中的“plastic”是從希臘字“plastike”演變而來，是「模鑄」或「鑄造」的意思，“plastic surgery”雖然是十九世紀的德國外科醫師格拉斐（Karl Ferdinand von Graefe）所創的字眼，但在希臘羅馬時代，以「整型」為概念的外科處置早已風靡一時。

根據文獻記載，當時的人偏好兩種手術：一種是去除背上的疤，一種是把孩提時期被割去的包皮「補回來」。

背上有疤，看在羅馬人眼裡，會覺得是種恥辱，因為這在當時會被認為可能是在戰場上心生恐懼，轉身拔腿向後逃，背上被敵軍殺傷而造成。另有一說是被敵軍俘虜後嚴刑拷打，背後遭鞭笞所留下來的。因此，背上有疤的人會找外科醫師處理解決。

另一種有關包皮的手術就更有趣了。在古希臘羅馬時代，包皮是男性高貴的象徵，是不可以輕易割掉的。據說在那個時代舉行的奧林匹克運動會，不論是參觀者或比賽者，都必須裸體參加，女性是不被允許入場觀賞的。當時男人出場時，如果龜頭露了出來是不神聖的行為，所以所有男人都必須有包皮，如果包皮過短，則會將包皮往前拉，並且用線綁起來。

如果有人包皮過短，抑或是包皮在小時候被割了，外科醫師就要想辦法幫求助者「生」出來。這件事在羅馬帝國時代早期的百科全書作者塞蘇斯（Celsus）的筆下記錄了下來，只可惜沒有把方法流傳後世。

不過，雖然說希臘羅馬時代就有整型手術，但公認整型手術的開端是在西元前六世紀的印度，蘇許魯塔（Sushruta）醫師所施行的「鼻整型手術」。因為古印度對於「通姦」的刑罰就是削去鼻子，所以造就了此一手術的出現。

蘇許魯塔醫師那時候是在古印度大城瓦拉納西（Varanasi）行醫，聰明的他利用額頭的皮膚移位，巧妙地包覆住被削去的鼻子，幫患者重新整修出新的鼻子。他把這樣的方法詳細記錄在他寫的一本書 *Sushruta Samhita* 裡，曾經被翻譯成阿拉伯文，傳到阿拉伯世界，不過沒有流傳到歐洲大陸。

直到一七九四年，一位署名 B. L. 的作者，將上述的方法翻譯成英文，發表在《紳士雜誌》（*The Gentleman's Magazine*）裡面，雖然沒有造成大轟動，卻也引起一位英國外科醫師卡普（Joseph Constantine Carpue）的重視。結果他隻身到印度，花了二十年的時間學習蘇許魯塔醫師的方法，並且將這個方法改良，再帶回歐洲。

一八一五年，卡普醫師首度將他的方法在歐洲施行，做了第一例的「鼻整型手術」，但是大家似乎有意無意忘記了原創的作者蘇許魯塔，而把這個方法叫作「卡普氏手術」（Carpue's operation）。

不過歐洲的醫師也不是省油的燈。在文藝復興時期，當時梅毒盛行，有人因為受到感染而使得鼻子腐爛變形，義大利的外科醫師塔利亞科齊（Gasparo Tagliacozzi）突發奇想，用病人的上臂重建鼻子。方法是把病人的手高舉，固定在病人的頭上，然後將鼻子縫在病人的上臂內側，等到鼻子和上臂長在一起後，

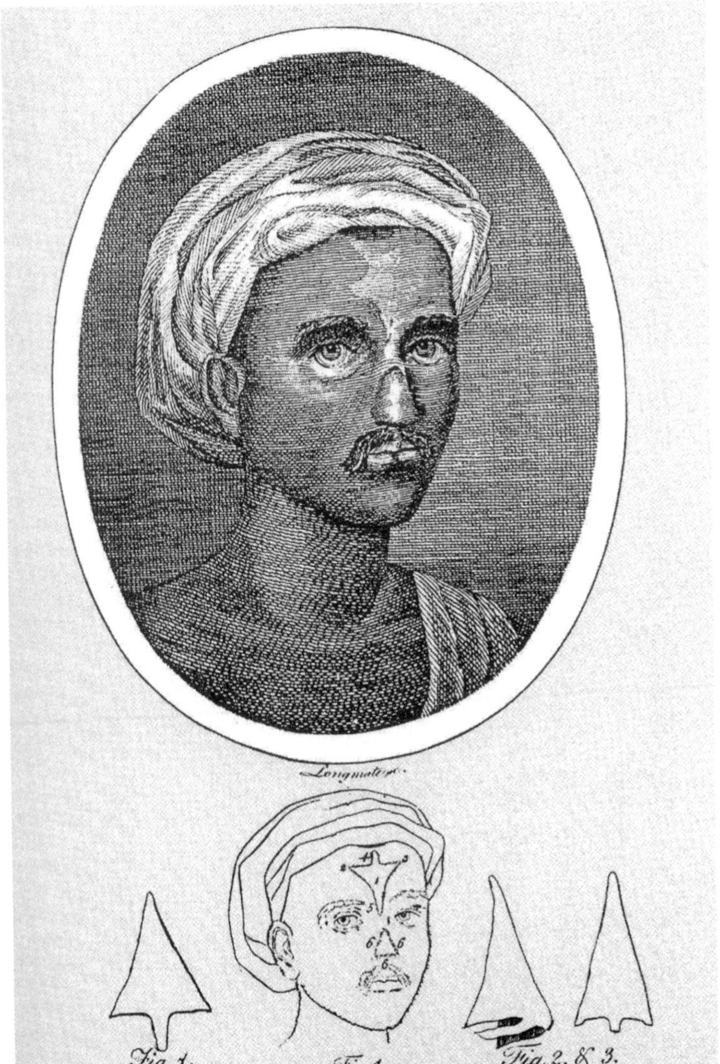

一七九四年《紳士雜誌》裡描述鼻整型手術的插畫

再把上臂供給鼻子的組織削下來，最後手、鼻分離，將上臂的傷口縫起來，再將有了新組織的鼻子修成一定形狀。

這位十六世紀的外科醫師塔利亞科齊，被某些人尊奉為「現代整型外科之父」，但是他製作的鼻子並不牢靠，病人如果擤鼻涕太用力，可能鼻子就掉了；加以當時教會力量強大，認為梅毒這個花柳病是來自上帝的懲罰，所以塔利亞科齊醫師的「鼻子整型術」並沒有風行太久。

講了幾個有關整型外科的歷史故事，但都只是皮毛而已，因為整型外科的範圍很廣，任何一個小手術，都可以在文獻裡找到其發展的軌跡，如果全部寫下來，應該可以寫成一部書。但不容否認，今日整型外科能有系統的發展，還是拜兩次世界大戰之賜。

在第一次世界大戰時，在倫敦工作的紐西蘭耳鼻喉科醫師吉里斯（Harold Gillies），開始對在戰爭中顏面受損的士官兵治療，由於成效不錯，更讓他所訓練出來的卡桑基安（Varaztad Kazanjian）與布雷爾（Vilray Papin Blair）兩位醫師，被聘請到美國，為有相同問題的美國士官兵服務，於是各國也紛紛仿效，在醫院成立相關的部門處理這些病患。

第二次世界大戰，有英國皇家空軍的機組員在作戰中發生嚴重的燒燙傷，吉里斯的學生兼外甥麥欽道（Archibald McIndoe）接續了他的工作，連帶使得燒燙傷也加入了整型外科的範圍。

如今的整型外科處理的疾病已是琳琅滿目，多到連我也無法記住所有的項目，他們的功力實在令人佩服。但可惜的是，充斥在各個交通要衝的醫美診所廣告，讓許多民眾已經忘記整型外科醫師的能耐，以為他們似乎只會這些雕蟲小技而已，實在是讓人很想為他們打抱不平。

第一堂解剖課

醫學系二年級上學期通常是基礎醫學的開始，「大體解剖學」是其中的重頭戲，尤其是配合它的「大體解剖學實驗課」，對所有剛入門的學生是一堂十分嚴峻的課程。

首先是要克服對於大體的恐懼，而且還要親自動手，去切開皮膚，在體內找到各種教科書上寫到的組織或器官。

相信對任何人來說，一看到僵硬的遺體還能保持鎮定的，應該是少之又少，雖然這些被處理過的大體沒有青面獠牙、支離破碎的可怖模樣，但總還是令人望之生畏的屍體。

其次是要克服大體身上，為了保持不腐敗而因此散發的「福馬林」臭味，雖然我們有口罩護著，不過實在是沒什麼效用。

我修習這門課程時，當時保存大體的主流仍然是令人作嘔的防腐劑，濃烈刺鼻的味道讓剛開始接觸的我常眼淚鼻涕直流，而且下課後「餘韻」還在身上揮之不去，吃飯也沒了胃口。

我早已忘記「大體解剖實驗課」第一節在哪一天開始，但我永遠會記得當天的情況。

原本以為第一堂課就直接要切割大體，但傳統卻是要「整理實驗室環境」。如果你以為是拿掃把、抹布擦擦洗洗就可以，那就大大的錯了。老師的開場白很簡單直接，希望大家能用「感恩惜福」的心，來面對眼前這個要陪伴我們一學期的朋友，最直接的方式就是為這些「大體先生」或「大體小姐」清潔身體。

那天的氣氛是莊嚴肅穆的，平常再怎麼喜歡嘻笑打鬧的同學，都收拾起輕鬆的心情，幫大體把身上殘存的血漬和汙穢仔細清洗乾淨，最後再將他們放進要待一學期，俗稱「鐵棺材」的解剖檯內。

對現代的醫學院學生來說，大體解剖的學習是完善的，除了前人的努力已經為解剖學打下了穩固的基礎之外，大體的來源也有政府的立法管制與分配，除了不必怕來源缺乏之外，也不必擔心大體是不合法的黑心貨——在醫學史的發展上，為了取得大體，曾經發生過許多令人髮指的事情。

十九世紀的英國，因為《死刑裁決法案》（*Judgement of Death Act*）的通過，除了謀殺與叛國以外，幾乎沒有人會被判決死刑，這使得原先做為大體來源的死刑犯遺體驟減（原先可判處死刑的罪犯約有二百個），所以出現了一種特別的職業，叫作「復活人」（resurrectionist, snatcher）。

這種職業在英國大文豪狄更斯的《雙城記》裡有記載，其實就是「盜墓者」，只不過他們盜的，不是中國古代盜墓賊偷的陪葬品，而是剛下葬不久的「新鮮」屍體，而這些被偷盜的屍體，就被賣到大學醫學院的解剖部門，做為教學研究使用。

由於屍體的買賣有利可圖，於是造就一批貪財忘義之人。人的貪念真是可怕，又似乎是永無止盡，一旦被開啟，就如同「潘朵拉的盒子」一樣。

一八二八年，搬到英國愛丁堡西港（West Port）的伯克（William Burke），和先前在旅遊中認識的哈爾（William Hare）再次重逢，成為好朋友，哈爾在愛丁堡有一間出租公寓，而一位老房客的死亡，為伯克和哈爾聯手的連續謀殺事件掀開序幕。

那位死亡的房客，根據哈爾在法庭上的證詞顯示，是一位靠著陸軍退休金過活的老兵，不幸病死，哈爾只好幫他處理後事。由於那位老兵生前還積欠哈爾款項，所以死要錢的哈爾心生邪念，把棺材填滿樹皮，然後把屍體賣給愛丁堡大學醫學院那位惡名昭彰的解剖學醫師諾克斯（Robert Knox）。

食髓知味的兩人發現，賣屍體這種不需本錢的事業有點賺頭，竟然幹起用「謀殺」來取得並販賣屍體的罪行，連續殺害了十七人，全部賣給諾克斯醫師，供作解剖學之用。而諾克斯為了避免被學生認出大體的身分，甚至先解剖大體的顏面，抑或是直接去掉了大體的頭部，再讓他們成為教育學生的材料。

伯克和哈爾犯罪的手法是先將被害人灌醉或下毒，然後再將他們悶死，這種手法日後被稱為“burking”。

最後東窗事發兩人被逮捕，但是苦無謀殺的直接證據，於是蘇格蘭的檢察總長雷伊（Rae）策動哈爾窩裡反，讓哈爾說出King's evidence（即為了免除刑罰所做的證詞，像現在的汙點證人制度），指證伯克謀殺，而使得他被判處絞刑。

伯克被公開絞死，整件事被做成海報宣傳，不

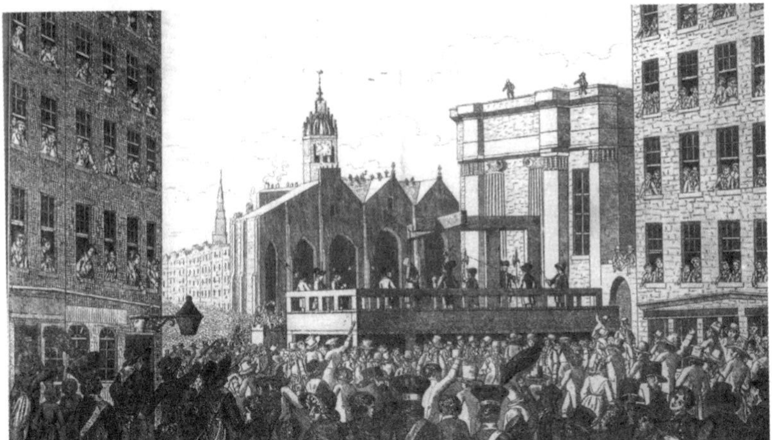

這張十九世紀的插畫，顯示當時英國人為了一睹伯克被吊死，把現場擠得水洩不通

僅如此，他的遺體還在愛丁堡大學醫學院公開解剖，主持解剖的孟羅（Monro）教授用鵝毛筆沾了伯克的血寫下報告。

伯克的骨架，以及用他的臉做的面具（death mask），還有從他身上取下後鞣製過的皮膚，都被保存在該醫學院的博物館裡，可見伯克被憎恨的程度。

伯克和哈爾的謀殺事件，不僅後來成了蘇格蘭的鄉野故事，用來嚇唬小孩子；也被多次改編，成為文學作品或電影——不管是恐怖片或黑色喜劇。

回憶起了我的第一堂解剖課，進而寫下了有關「大體」來源取得的一頁黑暗醫學史。

不輸血的開心手術

王先生慕名來我曾經工作的醫院接受冠狀動脈繞道手術，除了信任這裡醫師的能力以外，更重要的是，我們的醫療團隊能夠配合他的信仰——他是耶和華見證人（Jehovah's Witnesses）的教友，無論在任何醫療作為下，即使是開心手術這樣危險的情況，也絕對不能輸血。

因為耶和華見證人的教友是禁戒血，包括不食用血或帶血的肉（沒放血的肉），不捐血也不接受異體全血輸血（也不接受血的四個主要成分：即紅血球、白血球、血清及血小板等）。

耶和華見證人的教友一住院，通常會把隨身攜帶的一張聲明書秀給醫師看，其中的大意是：在任何情況下，即使是為了救命，耶和華見證人的教友不願意接受血液製品的治療，就算因此失去性命，他們也不會反悔，更不會以此控告醫師的見死不救。

不要小看這張聲明，如果醫師為了救命而給予耶和華見證人的教友輸血，即使救活了，還有可能反過來被生還的教友控告。

活生生的案例發生在一九九四年八月二十八日，在美國康乃狄克州的某家醫院，當時一位醫生在知道病人宗教禁忌下，認為病人的最高利益是性命，因而替該位產後大出血而瀕臨死亡的病人進行輸血。結果，當事人雖然存活下來，卻以不尊重自身的宗教立場而向醫生提出控訴，美國最高法院裁決該病人的最高利益是其信仰自由，故判定該醫生侵犯了病人的自決權而罰款。

當然，王先生在本人工作醫院的團隊合作努力下，以不輸血的條件，順利接受了冠狀動脈繞道的手術。雖然術後的過程有些跌跌撞撞，因為貧血而有心悸、頭暈和易喘的狀況發生，但王先生為了他的信仰，努力配合輸血以外的所有治療計畫，最終順利出院。

早在幾千年前開始，人類對於疾病的治療，「放血」就一直是個很普遍的手段，至於以輸血做為治療的手段，確實應用到人身上，則遲至十七世紀才有記載。但我得先聲明，這些歷史的故事創新有餘，但從現代的眼光來看，簡直就是「惡搞」。

在西元一六六七年，法國的醫師丹尼斯（Jean-Baptiste Denys）受到英國的勞爾（Richard Lower）影響，決定有機會時要替病患做輸血治療。勞爾在這之前的兩年，用狗做輸血實驗：他用鵝毛管分別把兩隻狗的動、靜脈連接，管端是動脈的狗當供血者，管端是靜脈的狗當受血者，結果整個過程很順利。

丹尼斯模仿了勞爾的實驗，但是更大膽。他的實驗對象是牛和狗，他把牛當供血端，而把狗當受血端，結果並沒有任何的不適現象發生，於是激勵了他對人做輸血治療的想法。

一六六七年的六月十五日，一位十五歲的男孩因為醫師灌腸的處置不當而大出血，造成休克的現象，所以他輸了九盎司的綿羊血給這個男孩，救了他一命，而且似乎也沒有什麼副作用發生。

丹尼斯成功輸血治療，救了男孩一命，並且宣稱這是第一例對人的輸血案例。此舉顯然惱怒了勞爾，逼得他也找機會對一位劍橋大學的學生施以輸血治療，他用的也是羊血，而且這兩次的治療並沒有對這個年輕人有不良的影響。

在那個時代，血液經常和精神、性格、靈魂等等糾纏在一起。丹尼斯將動物血液輸入人體成功之後，他認為這種方法可能會改變人的性格或精神狀態，為此他更寫了一篇嚴謹的學術論文，從哲學假設開始，到人類獲取和利用動物血液的正當性，最後以動物實驗顯示輸血的有益性，因此在論文中他建議將動物的血液輸給人類，以治療一系列由於血液的緣故所導致的疾病，比如痲瘋、潰瘍、瘋病等等。

一六六七年冬天，一個貴族出於仁慈，將一位叫作莫里（Mauroy）的病人帶到丹尼斯的住所。

莫里住在巴黎附近的一個小村莊，當他瘋病發作時會非常狂暴的痛打自己的妻子，並沿路放火燒房，這些行為讓他十分出名，而這次莫里的瘋病再次發作，赤身裸體的在巴黎街頭流浪。

已經獲得成功經驗的丹尼斯，怎可能放過這樣的大好機會？他把二百八十毫升的小牛血輸入莫里體內，希望藉由「溫柔的小牛」血液治療莫里的瘋狂。莫里一共接受了兩次輸血，輸入的小牛血液在他體內引發了劇烈的免疫反應，使莫里處於瀕臨死亡的高燒、休克狀態，幸運的是他熬過來了，而且在數月內暫時恢復了平靜不再瘋狂。

這次奇蹟般的治療，在歐洲立刻引起了極大震動，丹尼斯的成功，讓動物血輸到人體內在當時的巴黎變成一種風尚。剛開始的時候沒有出大事，可能和輸入體內的動物血總量不多有關，所以並沒有太大的糾紛出現，然而將動物血液輸給人畢竟是一件非常凶險的事，終於有位病患接受動物血液輸入治療後死亡。

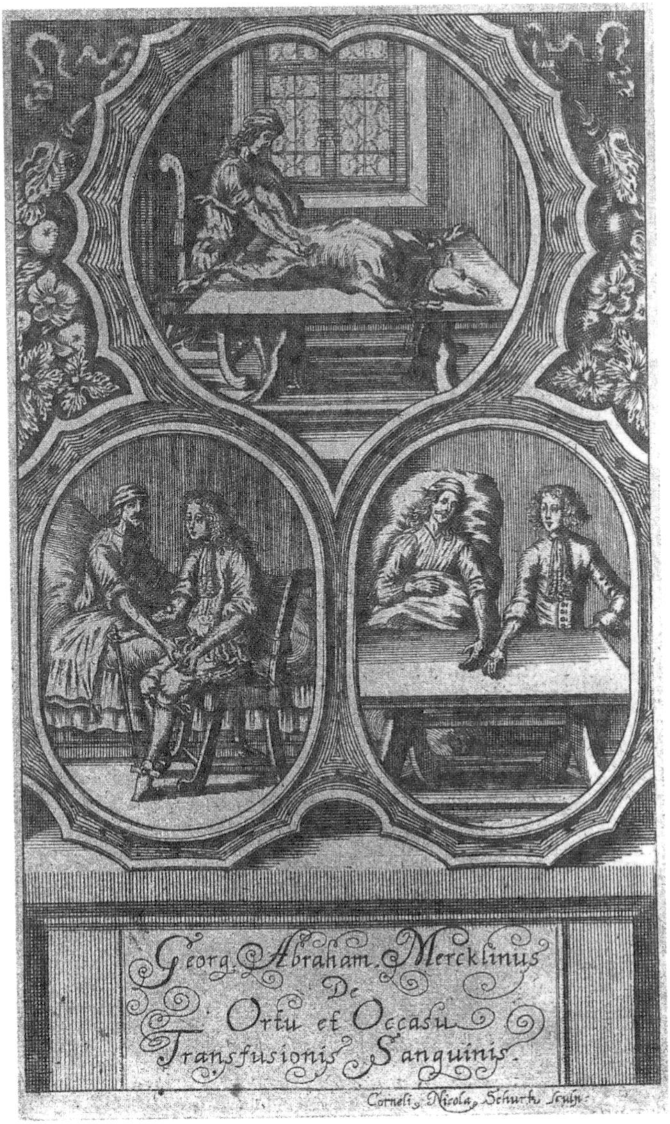

十七世紀描繪動物對人、人對人輸血的插畫，梅克林（Georg Abraham Mercklin）著作的卷首版畫

接受動物血死亡病患的家屬對丹尼斯提出訴訟，加上很多守舊的知識分子反對變革，不僅法國在一六七〇年立法禁止輸血的行為，最終主教也在全歐洲禁止了輸血療法，所以在此後一百五十年左右，輸血只是一件奇事，僅供人們在理論上進行探索。

但是因為病患在侵入性的醫療作為中，或是有嚴重的傷勢時，都有可能因為大出血需要輸入血液救命，所以在丹尼斯之後的十九世紀開始，還是有不少醫師甘冒不韙，替一些病況危急的人做輸血治療，只不過這時提倡的，是人對人之間的輸血，而且都是零星的案例，真正奠定今日輸血治療基礎的，是從「人類血型的發現」和「使用檸檬酸，讓血液離體保存不會凝固」這兩件事開始。

一九〇一年，維也納的一位青年病理學家蘭士臺納（Karl Landsteiner）發現了人類的血型。在一次研究中，蘭士臺納發現不同人之間的血液混合時，有時候血細胞會發生凝聚現象。為此他寫了一篇論文討論此現象究竟是由於細菌汙染還是由於個體間差異引起，緊接著他設計了一系列精巧的實驗，發現了人類的A、B、O和AB四種不同血型。

蘭士臺納也意識到所謂「輸血綜合症」就是接受輸血的病人有時候會發生發熱、寒顫、黑尿，甚至死亡，正是因為人類有不同的血型，而某些血型之間彼此不能相容，才導致了這一切，他將此寫入科研論文中。

但蘭士臺納過於低調，以至於外科學界幾乎沒有人知道這項重大成果，只有紐約的奧騰伯格（Reuben Ottenberg）博士看到他的論文後，率先在輸血前進行血型匹配，從而避免了輸血綜合症。雖然奧騰伯格大力提倡血型匹配，但只有很少的醫生響應，直到輸血療法的另外一項革命性技術出現，將輸血這個從前認為高難度的處置，轉變為任何一位鄉村醫生都可以實施的方法後，血型匹配才真正受到重視。

因為人體血液一旦離體就極容易凝固，使得平時抽取人類血液保存，等需要時再輸血這件事顯得十分困難。為了防止凝血，醫生的動作要非常快，而且需要諸多助手。這時候，奧騰伯格的同事路易森（Richard Lewisohn）博士開始研究血液的凝固，並在一九一五年發現〇．二％的檸檬酸既可以防止血液凝固，而且又對人體無害。這項關鍵性的發現，使得輸血這個從前需要專家才能做的處置，轉變為一個普通的治療手段。於是輸血療法在所有醫院裡迅速開展，其結果自然是輸血綜合症的發病數量也急劇增加，經過無數慘痛的教訓後，終於在一九二〇年，輸血前必須進行交叉配型成為醫院的標準操作。

有了合適的輸血設備，保證安全的交叉配型以及防止血液凝固的檸檬酸，至此輸血的障礙皆被一一克服。因此在一九三〇年，蘭士臺納獲得了他應得的榮譽——諾貝爾醫學獎。

現代的輸血治療，在經歷了接下來幾十年的努力，相對比較安全了，使得醫師在治療病患時，手中多了一項利器：外傷大出血的病人，即使在休克的情況下也能保命；困難而且容易出血的手術，外科醫師也能勇敢面對；凝血因子缺乏的病人，也可視情況給予即時補充……凡此種種好處，不勝枚舉。

但輸血治療也不純然只有好處，即使在治療前做了交叉配型，病患接受輸血後仍然會有所謂「輸血反應」：輕則發燒、畏寒、全身發癢起蕁麻疹，嚴重一些會有呼吸困難，甚至血壓降低，有極少部分的病人會因為過度的免疫反應造成所謂的「因輸血造成的急性肺傷害」（ＴＲＡＬＩ，Transfusion-Related Acute Lung Injury），而難逃死劫。

所以，輸血並非萬靈丹，醫師的施與捨之間真是一種藝術，尤其像開心手術這種幾乎無法避免輸血的醫療行為，耶和華見證人教友的要求，對醫師而言，真是個嚴格的考驗。

分享了「不輸血的開心手術」的經驗，也洋洋灑灑回顧了人類一路走來的輸血史，鑑古知今，以史為鏡，才知道現在的我們是何等幸福。

記得先洗手

每年到了流行性感冒和腸病毒傳染的高峰時，政府就會大力宣傳「洗手」的重要性，而且還會提出一些生動活潑的口號，例如「溼、搓、沖、捧、擦」或是「內、外、夾、弓、大、立、腕」等，來教導民眾正確的洗手方法，甚至還請歌手黃韻玲小姐創作〈天天洗手〉歌，目的就是要告知民眾，用洗手來降低傳染病的流行。

「洗手」這個看似簡單的概念和動作，經由醫學研究證實，可以降低傳染病的傳播機率，尤其是在醫院的重症單位（如加護病房），效果更明顯。但這個大家現在認為理所當然的觀念，在人類或醫療的歷史上，曾經被嚴重的忽略和扭曲。

最早提倡，甚至規定要勤快洗手的民族應該是猶太人：睡醒要洗手，飯前要洗手，宗教儀式前要洗手……等等，這些自我清潔的行為讓猶太人在中世紀黑死病橫行時成為死亡較少的民族，可惜這種結果卻為他們帶來災難——有些人認為黑死病是猶太人把病源丟到井裡造成的，這也成為猶太人被迫害的藉口。

至於在醫學發展史上，洗手的概念可能過於簡單，因此強調它的重要性，而且把它記載在重要醫學典籍裡的例子少之又少，直到十二世紀的邁蒙尼德（Maimonides）才點出「洗手」是在診治病人時不能或缺的工作。

邁蒙尼德的全名是Moses ben-Maimon，是十二世紀猶太人裡著名的拉比（猶太教的律法專家），也是位醫師，他在一一九九年撰寫了猶太律法書 *Mishnah Torah* 時，花了一整個章節來說明清潔的重要性。他認為清潔是醫師最好的朋友，而且洗手很重要，他寫道：「從騎乘的動物身上下來後，我會洗手，再去看病人。」「永遠不要忘了，在接觸病人後，一定要洗手。」

邁蒙尼德關於清潔與洗手的論述並不像他的律法書一樣受到後人的重視，從十二世紀以降的醫學書籍，也很難再找到如此的論述。直到十九世紀，一件發生在維也納醫院產科病房的事件，才讓身處微生物學與消毒觀念還未啟蒙的年代的醫師們，逐漸了解到洗手的重要性。

在還沒有談到這個故事之前，我們要知道，十九世紀前的醫療人員沒有什麼細菌的概念，對於傷口的感染，一般都認為是由空氣中某種看不見的物質造成，罪魁禍首是某種「有毒的蒸氣」。錯誤的觀念使得醫師都在敷料上想盡辦法，希望經由這樣的手段隔絕和空氣的接觸，讓傷口不要發炎。

除了「有毒的蒸氣」的想法外，有人甚至還提出了「值得讚賞的膿」（Laudable Pus）的荒謬見解。因為這些人在觀察積膿的傷口發現，一旦膿疱破掉之後，傷口流出膿反而好得比較快，這是一種倒因為果的推論，在幾千前的埃及醫師就已經知道，「切開引流」是化膿傷口痊癒的關鍵，而不是泡在傷口的膿所造成的效果。

一八四六年，匈牙利籍的醫師塞繆維斯（Ignaz Semmelweis）進入維也納總醫院（Allgemeines Krankenhaus der Stadt Wien）的產科病房服務，這裡的產科病房分為第一和第二產房。塞繆維斯在第一產房工作，當主治大夫克萊（Johann Klein）醫師的助手。

這兩個產房的主要差別是，第一產房由醫師接生，第二產房負責的卻是助產士。工作不久，他就為不少新分娩孕婦的死亡而深感不安，他發現第一產房因為「產褥熱」死亡的個案有十％，第二產房卻僅有三％，塞繆維斯覺得，以當時流行的觀念——「有毒的蒸氣」來看，沒有辦法解釋這個現象。

塞繆維斯經過觀察發現，第一產房有這樣的事故發生，應該是來自醫師不夠「清潔」的雙手。當時解剖病理學正在快速發展，負責接生的醫師在去產房之前，還要先到太平間去做屍體解剖的工作，然後便回到產房幫孕婦檢查及接生。

塞繆維斯強烈懷疑是這個環節出了問題，他認為是屍體上某種致命物質經由醫師不乾淨的手傳給產婦造成死亡，只是他苦無證據。

一八四七年塞繆維斯經過一個簡短的假期回來後發現，他的一位同事科雷斯卡（Jakob Kolletschka）在屍檢時不小心被刀劃傷了，結果他因而遭受感染而死。塞繆維斯參與了這位同事的遺體解剖，觀察到他的傷口與許多產褥熱死亡的產婦傷口類似，使他更加確信是醫師在屍檢後，因為雙手不淨，將屍體上致命的毒素傳播給病人，造成死亡。

在同年的五月，塞繆維斯在病房的主治大夫克萊醫師的認可下，發布了一道嚴格的命令：每個醫護同仁在探視病人之前都必須仔細把手洗乾淨，病房一定要用氯化鈣消毒，自此以後兩年間，第一產房死於產褥熱的病人數顯著下降，和第二產房差不多。

和任何劃時代的創見一樣，塞繆維斯將這樣的發現通報給維也納的醫學會後，開始遭到許多無情的攻擊，其中最為嚴厲的，竟然是原先支持他的克萊醫師，直接要求他解散洗手的教育委員會。

雖然得到了三位非產科上級的醫師支持，塞繆維斯還是遭到解職，並痛苦的返回布達佩斯，而第一產房內洗手的命令一解除，新分娩婦女的死亡率又回到原先的水準。

塞繆維斯失望的回到布達佩斯的醫院擔任產科醫師，由於他堅持實施消毒及洗手的政策，他所服務的聖洛可醫院（St. Rochus Hospital）幾乎阻絕了因為「產褥熱」而死亡的個案。

塞繆維斯於一八六一年出版了一本很重要的著作《產褥熱的死因及其防治》（*Etiology, Concept and Prophylaxis of Childbed Fever*），這個觀念比日後提出新方法，而造成「消毒」流行的英國醫師李斯特（Joseph Lister）還早了四年，只不過塞繆維斯似乎比較不會推銷自己，他的書也充滿太多無法容易理解的統計數字，所以他的理論一直沒有受到重視。

塞繆維斯為了捍衛他的觀念，寫了很多公開信，挑戰當時著名的產科醫師，但是都沒有得到回應。一八六五年，他因為精神狀態不穩，被轉至精神科病院，並且被套上緊身衣戒護，但不幸被看護人員毒打，最後因為傷口感染造成的敗血症死亡。

一八九四年，塞繆維斯的觀念逐漸被接受，布達佩斯立了碑紀念他的成就，離他提出洗手和重視清潔消毒的理念，已經過了快五十年。

至於現今被政府鼓吹的洗手之重要性，只能說是再次強調舊有的觀念，談不上什麼再次革命，我們只是站在前人努力的基礎上，希望做得更好而已。歷史和醫學的研究告訴我們，如此簡單的一個作為，便能夠降低人與人之間的病菌傳播，雖然有些麻煩，但何樂而不為呢？

Part 2 發現

盤尼西林的勵志故事

王媽媽的右腳因為靜脈曲張造成血栓靜脈炎，浮腫而且疼痛難耐，因此特別拜託我的阿姨打電話給我，希望我能給她特效藥，讓她能趕快好起來，以免拖累她的兒子、媳婦還有兩個孫子，生活步調受到影響。

我在診間裡仔細檢查她的腳，除了右下肢的表淺靜脈有硬塊，而且伴隨著紅、腫、熱、痛的情況外，右側鼠蹊部的淋巴節也有疼痛腫大的現象，當下我立刻簽了張住院證明，要她馬上住院治療，免得病況再持續惡化下去，變得不可收拾。

「不能不住院嗎？」王媽媽哀求道。

我抿著嘴，很用力搖頭。

「沒有什麼特效藥可以帶回家吃嗎？我很忙呢！沒有辦法住院……」王媽媽還是不死心，嘴裡一直嘟囔著。

「特效藥只能用點滴給，只有住院才可以接受治療。」

我斬釘截鐵打斷她的話，沒有給她一絲絲的希望，不單是因為阿姨打電話來交代，而是她的情況不能再拖了，再拖下去她可能會有更嚴重的發炎反應，即使打了抗生素也會持續發燒很多天。

王媽媽心不甘情不願的辦了住院手續，當天就住進了病房，我即刻寫下處方，要給予她盤尼西林（Penicillin，又稱青黴素）治療。依照醫療程序，在施打盤尼西林前必須做「皮膚試驗」，意即先用低劑量稀釋的盤尼西林打在病患的皮下，用以監測病患是否對盤尼西林過敏。

護理人員叫我去看王媽媽的測試結果，我看著她手臂上被打針腫起的小斑塊，並沒有變色或者是超過原先護理人員用原子筆圈起來的範圍，所以測試的結果是陰性。

我請護理人員開始準備盤尼西林，好奇的王媽媽立即劈頭就問：「你要給我什麼特效藥？」

「當然是盤尼西林啊！」我不假思索回答。

「盤尼西林？這麼老的藥，還會有效嗎？現在抗生素濫用這麼厲害……」

王媽媽的話裡透露了十分不信任的語氣，我只好不厭其煩向她解釋，目前她的腳用盤尼西林就足夠了，這個藥老歸老，還是十分勇猛，連腦膜炎都可以用它來治療。

王媽媽聽了我的解釋後仍然抱著懷疑的態度，我只得向她保證，兩天內沒有改善，我一定立刻會診感染科大夫用「更好」的藥，她才勉為其難接受我的建議。

當然，王媽媽的腳過了兩天就有了顯著的改善，不消十天，整個右腳的情況回復到原先健康的狀況，所以她就快快樂樂回家，繼續當她的管家婆了。

眾所周知，因為盤尼西林的出現，拯救了無數的生靈百姓，外科醫師再也不用對棘手的術後感染覺得無助，而內科醫師也多了治療發炎的利器；也因為盤尼西林，開始了「抗生素」的使用與研究，新藥不斷出現，醫師在對抗各種感染時也能更踏實、更有信心。

一般刻板的印象總認為是弗萊明（Alexander Fleming）發明了盤尼西林，而他也確實因為盤尼西林在全世界贏得了二十五個名譽學位、十五個城市的榮譽市民稱號以及其他一百四十多項榮譽，其中包括英國女王的封爵和諾貝爾醫學獎。然而，盤尼西林真的是他發明的嗎？在檢視這段歷史之後，似乎看見了「華盛頓砍倒櫻桃樹」的影子，依附在「弗萊明發明盤尼西林」這件事上。

因為弗萊明在他的演講中，總是把盤尼西林的誕生歸功於牛津大學的研究團隊錢恩（Ernst Boris Chain）和弗洛里（Howard Florey），而且也不止一次在公開場合說過：「我沒有『發明』盤尼西林，我只是『意外』發現它罷了。」

一九二八年，那時弗萊明正為了撰寫一篇有關葡萄球菌的回顧論文，在實驗室裡用洋菜膠培養大量的金黃色葡萄球菌。在弗萊明休了兩個星期的假返回實驗室時，弗萊明將一堆用過的培養皿堆在水槽中準備清洗；這時有位之前的助理正巧來訪，弗萊明順手拿起最上層一個還沒浸到清潔劑的培養皿給助理看。突然，他的注意力被某個奇特的景象所吸引，他發現長滿細菌的培養皿有個角落長了一塊黴菌，周圍卻沒有細菌滋長，弗萊明馬上意識到黴菌可能有殺菌作用，他就將這個現象發表在一九二九年的英國實驗病理學期刊（*British Journal of Experimental Pathology*）。

弗萊明的想法是：培養葡萄球菌的洋菜膠如果被一種藍綠色的黴菌汙染，那麼這黴菌的周圍就沒有葡萄球菌的生長。弗萊明因此推測，可能是黴菌在生長的時候，會分泌一種阻止葡萄球菌發育的物質。他把這種物質稱為盤尼西林。為什麼叫盤尼西林呢？因為這種黴菌在顯微鏡下看來像刷子，而penicillin的原意是「有細毛的」。

後來他又做了許多相關的實驗，隨即遇到一個問題，就是無法提煉單純的盤尼西林。由於當時缺乏這項技術，使他不想再繼續觀察研究，同時隨著磺胺類藥

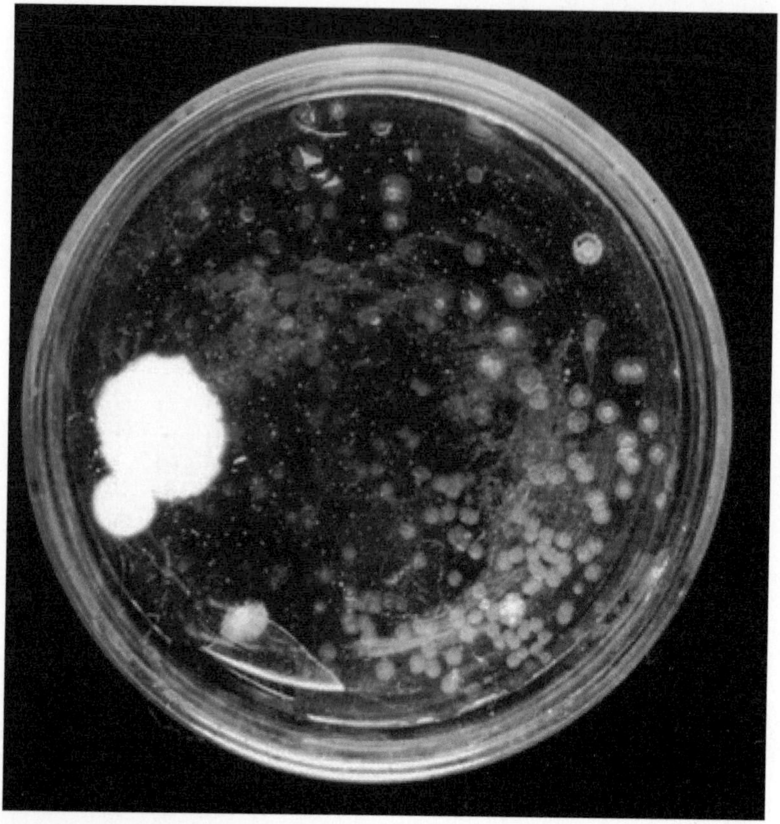

弗萊明發現盤尼西林的培養皿照片

物的出現，人們普遍對青黴素的報告不感興趣，所以弗萊明對盤尼西林的研究也宣告停止。

一九三五年，英國牛津大學病理學系主任弗洛里和旅英的德國生物化學家錢恩對弗萊明的報告有了興趣，兩人開始合作，重複了弗萊明的工作，經過了幾年的努力，證實了他的推測，並提煉出單純的盤尼西林，而且在一九四一年進入人體實驗，證明它抵抗細菌感染的功效。隨後在英美政府的鼓勵下，錢恩和希特利（Norman Heatley）很快找到大規模生產盤尼西林的方法。

一九四四年，英美兩國公開在醫療中使用，一九四五年的諾曼地登陸前，美國還製造了兩百三十萬劑盤尼西林，提供戰場上使用。隨後幾年，盤尼西林的應用遍及全世界，因為它的發現，完全改變了人類與傳染病之間生死搏鬥的歷史，人類的平均壽命也得以延長。

一九四五年，弗萊明、弗洛里和錢恩三人共同獲得了諾貝爾醫學獎。

照理說，錢恩和弗洛里對於盤尼西林能夠問世可說是厥功至偉，但不知怎麼搞的，在英美兩國媒體的共同努力下，關於弗萊明為創造一項醫學奇蹟而堅持不懈奮鬥的傳奇故事很快就誕生了。弗萊明被描述成盤尼西林的發明者，對於錢恩和弗洛里的努力卻隻字未提。

媒體在科學史上幾乎很少犯下如此嚴重的愚蠢錯誤，至今仍然有不少史學家撰文想釐清這件事，為錢恩和弗洛里抱屈，可惜普羅大眾並不領情，弗萊明仍然被認為是盤尼西林的發明者。

更扯的是，為了塑造弗萊明從貧困中努力向學脫穎而出的形象，有人假造故事，說弗萊明的農夫父親曾救過小時候的邱吉爾，邱吉爾之父出資讓弗萊明上學，他才能有日後的成就。而後邱吉爾本人又在二戰中因使用盤尼西林，才從瀕死的疾病中獲救。

這逼得弗萊明不得不在給朋友的信中證實，這是誤傳，而且後來挽救邱吉爾的藥物也不是盤尼西林，而是磺胺類的抗生素。

東西方文化背景不同，但為了砥礪人心，諸如此類的「造神」運動時有所聞，只不過西方的主角大都是學有專精的科學家，而東方人，尤其是中國人，喜歡對主政者拍馬屁，要不然也不會有人看了魚兒逆流而上，就發奮圖強，當上了總統。

但不管弗萊明的故事是否為另一個「造神」運動的產物，我覺得還是牛津大學病理學系主任哈里斯（Henry Harris）在一九九八年對這件事的評論最好：「沒有弗萊明，不會有錢恩；沒有錢恩，不會有弗洛里；沒有弗洛里，不會有希特利；沒有希特利，則不會有盤尼西林。」

香豆素軼事

接受心臟人工機械瓣膜置換或者是心律不整的病患，都必須服用一種叫作「香豆素」（學名叫 Warfarin）的抗凝血劑，它是一種廣泛存在於植物中的香味物質，在樟屬植物（Cinnamon，如中國肉桂）中有較高的濃度，聞起來的氣味像新鮮的乾草。除了自植物中萃取的天然香豆素外，目前還有化學合成的香豆素，大多被用於化妝品工業，添加在化妝品或香水中。許多植物也含有香豆素成分，如：黃豆芽、草莓、櫻桃、葛根、白芷、當歸、桑白皮等。

相信服用這種藥物的病友一定都會覺得很麻煩。除了一方面要常抽血以測定INR值（International Normalized Ratio 的縮寫，其數值是醫師調整香豆素服用劑量的重要參考），和醫師在香豆素服用劑量上討價還價外；另一方面還要熟知香豆素的配伍禁忌，不可以隨便把成分不明的藥物或健康食品放進口裡，尤其是各種活血的中藥燉補更須謝絕往來。因此，對喜歡食補的臺灣人來講，香豆素有如生活裡的緊箍咒，有了它就可能渾身不自在。希望看完下面有關香豆素的歷史故事後，能讓因服用它而感到生活不快的病患們寬心一些。

話說在一九二〇年代早期，美國和加拿大的畜牧業遇到了一個棘手的難題，那就是牛隻在飼主從事一些會出血的處置後，例如去勢或截短牛角，常常會出血不止而死；有部分的牛隻甚至不需任何作為，也自發性出血而死。這件事不僅造成農民的損失，也引起了恐慌。

加拿大的獸醫病理學家史考菲爾德（Frank Schofield）調查了這件事，他發現是農民在處理加進牛隻飼料中的草木樨（sweet clover, Melilotus）的過程中出了問題。

他察覺如果飼料中草木樨的莖是完整的話，那麼吃下飼料的牛不會有容易出血的事情發生；一旦飼料中草木樨的莖受到破壞而腐敗，那牛隻便容易有出血的情況，當時就暱稱這樣的病叫「草木樨病」（Sweet Clover Disease）。

草木樨的莖裡藏有造成牛隻容易出血的物質，腐敗後就會出現，至於它是什麼，由於當時的科技無法萃取出來，所以它一直是個謎，直到一九三三年二月的某個星期六下午，一位農民出現在威斯康辛大學的生化實驗室，刺激了林克（Karl Paul Link）博士，加速了香豆素的提煉和純化。

有位名叫卡爾森（Ed Carson）的農民冒著大風雪，開了一百九十英里的車，想到威斯康辛大學的獸醫部門求救，原因是他飼養的牛隻因出血而死亡，而獸醫部門早已關閉，他被陰錯陽差帶到生化實驗室裡。

當時的他並沒有草木樨病的概念，只帶了一隻死掉的母牛，一罐沒有凝固的牛血和一百磅腐敗的草木樨。他向林克博士敘述了自己飼養的牛隻如何死亡，也向他解釋這些腐敗的草木樨應該是疾病的來源，希望得到相關單位的重視和幫忙。

雖然林克博士不是這方面的專家，但也曾經從其他部門同事口中聽過草木樨病的威名，大家雖然知道禍首是草木樨，卻也束手無策，所以林克博士對這位農民當然不會有什麼正面的幫忙，最後只能看著他的孤獨背影，在大風雪裡落寞的再開一百九十英里的路回去。

感受到這位農民的無助，林克博士遂投入香豆素的研究，他與學生坎普（Harold Campbell）、史塔曼（Mark Stahmann）等人經過了幾年的努力，終於萃取出了主要成分「敗壞翹搖素」（dicoumarol），並且在一九四一年通過專利。林克也據此為基礎，研發出更強的抗凝血劑，在一九四八年製作出香豆素，但一開始卻是當滅鼠藥使用，而且一上市就很快受到歡迎。

故事說到這裡，好像離主題越來越遠，用在人身上的抗凝血劑怎麼和滅鼠藥扯上關係？在此又必須談到一樁意外事件。

一九五一年，美國陸軍一位入伍生吃了香豆素滅鼠藥自殺，他被送到醫院時已有出血的現象，在經過輸血與大量的維他命K治療後，這位入伍生竟然完全康復。

這件意外給了醫療人員兩個靈感：一是香豆素雖然有出血的危險，但可以靠解藥（拮抗劑維他命K）和輸血矯治；二是香豆素應該可以當作抗凝血劑，列入醫療用途。

經過了三年的臨床試驗，一九五四年美國政府開放香豆素在人體上使用，對於容易產生血栓的病患是一大福音，和出血的併發症相比，香豆素自然有其使用的適應症。

一九五五年，美國第三十四任總統艾森豪因為心臟病發作，在鬼門關前走了一遭，最後醫師開立香豆素讓他服用，是第一位接受該藥物治療的二戰名人。

不過另一位二戰名人——蘇聯的領導人史達林就沒有那麼好運。根據蘇聯官方說法，他是在一九五三年死於腦溢血，但在二〇〇三年出版，由布蘭特（Jonathan Brent）所著的史達林傳記中爆料，他是被香豆素害死的！

不管歷史的故事怎麼披露，我們都可以了解到，在香豆素列為醫療用途後的這五十幾年來，其安全性是值得信賴的。而這些成果代表的是前人接續的努力、經驗的累積，再加上人體併發症反應的結果統計而來，並非一蹴可幾，也不是理所當然而獲致的成效。

希望歷史的來龍去脈能讓讀者了解香豆素成為藥品的艱辛過程，也盼望正在服用香豆素的病友，再怎麼覺得這個藥不方便，想想那個在暴風雪開車的純樸農夫，想想那個自殺的入伍生，想想那些不眠不休的研究人員，在吞下藥的時候，能懷著感恩的心。

生髮水與威而鋼

我最怕病人在門診時拿著藥袋向我詢問那上面一個又一個的用藥「副作用」，即使這些「副作用」並沒有發生在他們身上。老實說，我是真的很不願意花時間在這問題上著墨太多。

一方面我是不想把這些副作用解釋得太清楚，以免病患知道太多嚇到了，回家之後偷偷把某些自認為危險的藥拿起來，不配合醫囑服用。臨床的經驗告訴我，有為數不少的病人會自己當醫師，獲得某些片段的知識後，就自動篩選進入口中的東西，不僅是食品，連藥品也一樣。

另外一個原因就是，我認為花太多時間解釋副作用，不符合比例原則。「副作用」發生的機率通常很低，而門診的時間很寶貴，我倒寧願多讓點時間給病患解釋任何診斷的結果，或是把某些治療的作用說得更清楚，而不是捨本逐末，把藥袋上的副作用當教科書來逐條討論。

不過話說回來，某些藥物所引起的副作用，如果不花些時間說明，病患可能會因為我的輕忽而倒大楣。舉兩個簡單的例子，讓大家了解解釋藥物副作用的重要性。

二〇〇九年，全世界頭號暢銷的藥品是立普妥（Lipitor，藥品成分是Atrovastatin），整年全球銷售總業績是一百二十三億美元。這是美國輝瑞（Pfizer）大藥廠研發出一種能降低血中過高膽固醇的藥物，經大規模的臨床研究顯示，可以減少病患心血管疾病的風險。

服用這種藥物的好處看起來很迷人吧！尤其在現今養尊處優、工作忙碌、不注意飲食節制的工商社會裡，立普妥的出現似乎是那些高血脂患者的福音。但是它有個非常恐怖的副作用叫「橫紋肌溶解症」（Rhabdomyolysis），雖然它的發生率不到百分之一，可是一旦發生了，輕則肌肉痠痛，重則腎臟衰竭、需要洗腎，甚至因而喪命。

目前並不知道為何服用立普妥會造成身體骨骼肌（即橫紋肌）的溶解壞死。臨床的現象是病患有強烈的肌肉疼痛感，血中生化值「肌酸酐」（CPK）指數會莫名其妙升高，動輒上千上萬（正常值低於一百）。因為肌酸酐要通過腎臟代謝，短時間暴衝過量的肌酸酐會阻塞腎小管，使得腎臟功能衰竭，所以病患一旦發生橫紋肌溶解症，便會有致命的危機。

另外一個例子是使用於高血壓病患的藥物，叫「血管收縮素轉化酵素抑制劑」（ＡＣＥＩ，Angiotension Converting Enzyme Inhibitot）。ＡＣＥＩ是抗高血壓藥中最常被使用的製劑，諸如Capoten、Renitec、Tritace都屬於這一類藥物。目前這種藥物不僅廣泛用於治療高血壓，臨床上也用來合併治療心衰竭、慢性腎臟病，甚至失智症。

可惜，再好的藥物也有揮之不去的副作用陰影。

有次門診，不知怎麼搞的，我忽然福至心靈，隨手翻了某位病患的其他科別就診紀錄，發現他在術後這一年都定期在胸腔內科追蹤處理「咳嗽」的問題，沒有間斷過，排了很多檢查，也查不出個什麼所以然來，我覺得很疑惑。

我好奇的詢問他為什麼一直在胸腔內科複診，他的答案令我驚訝與汗顏：「我就常常覺得喉嚨癢癢的，很想咳卻也咳不出什麼東西來。」

病人的答案暴露了我的輕忽，因為ＡＣＥＩ藥物最惱人的副作用就是「乾咳」。根據臺灣地區的資料顯示，有二成到三成的病患在服用ＡＣＥＩ藥物時會出現此一症狀，雖然嚴重程度不一。

我問病患為何不向我反映，他只是淡淡的表示，他認為胸腔內科醫師應該比我會治這種病。

我聽了之後哭笑不得，只能詳細向他解釋，乾咳是來自於他服用高血壓藥物的副作用，只要停藥就會緩解。

我將他ＡＣＥＩ的藥物以其他抗高血壓藥物取代，他半信半疑領了藥回家。兩個禮拜後門診時追蹤，他很高興的告訴我乾咳的症狀都消失了。

從此這個病患把我奉若神明，但其實我真的該打屁股才是，因為自己不夠審慎，讓病患白白受了一年多不必要的苦。

從上述的兩個例子來看，副作用的產生是隨著治療的手段而來的，正所謂有一得必有一失，吃藥可以治病，當然也可以害人。

不過並非所有的副作用都是那麼可怕，有些藥物的副作用竟然會成為治療另一種病症的新方法，而且和原來藥物的治療作用相比，有時竟有「反客為主」的奇效。

相信大家可能看過電視裡生髮藥水「落健」的廣告，這種生髮水是用塗抹的方式治療所謂的「雄性禿」。但沒有多少人知道，這種生髮水成分中的Minoxidil，原來是用來治療高血壓的藥。

一九七〇年代，普強（Upjohn）公司開始用 Minoxidil 治療高血壓。漸漸的，醫師發現有些人在服用了這種藥物之後，毛髮忽然茂盛了起來，這種令人不舒服的副作用通常要停藥一到兩個月後才會恢復正常。

基於這種有趣的臨床發現，普強公司開始試著將Minoxidil做成外用的塗抹生髮劑。臨床試驗證實，只要含有二％Minoxidil的藥水，就能刺激毛髮生長。這讓美國食品藥物管理局（ＦＤＡ）終於在一九八八年核准普強公司以含有Minoxidil的生髮藥"Rogaine"上市，成為雄性禿患者的救星，迄今這種生髮水在市場上仍一枝獨秀。

另外一個以副作用治病的名藥叫「威而鋼」（Viagra），這種藍色小藥丸一上市，就被奉為男性陽萎的仙丹妙藥。

威而鋼一開始是以治療心絞痛與高血壓為目的，可惜在一段時間的臨床測試後，發現效果不如預期，倒是有些男性病患出現了「陰莖異常勃起」的副作用。

腦筋動得快的藥廠最後不用威而鋼來治療高血壓或心絞痛，和前面的生髮水一樣，轉而利用藥物的副作用來治療男性朋友難以啟齒的「不舉」病症。當然臨床試驗後也有預期的效果出現，所以在一九九八年ＦＤＡ也核准了用威而鋼治療男性勃起障礙的適應症。

講了幾個有關藥物副作用的軼聞趣事，目的不在強調副作用的可怕，或是醫療上「嘗試錯誤」的治療方式。因為人不是神，卻常常想做神的事，有時就要接受某些不按牌理出牌的可能。

其實，我們不必太嚴肅看待藥物的副作用。通常我在門診對於病患的統一解釋只有一個，那就是在服用藥物後若有任何影響「生活品質」的異狀，即使是微不足道的小頭暈，記得不只參酌藥袋上條列的種種副作用，更應該盡早使用醫院的藥師諮詢專線，或是撥空再到門診找醫師談一談，最忌諱的就是乖乖把藥物吃完或甚至自行停藥，這些作為可能都會讓你的治療大打折扣，嚴重者更會造成無法挽回的後果。

誤打誤撞鐵氟龍

我喜歡帶著手提電腦到血液透析的診所上課，因為這些族群在健保照顧下，雖然看起來「占盡便宜」，但實際上他們卻是屬於相對弱勢的病患，許多似是而非的觀念充斥在他們之間，對於自己身上的「血管通路」（俗稱瘻管），大多抱持著「有問題就有人會處理」的想法，沒有對自己的「生命線」有等比例的重視。

在兩岸還是緊張對峙的年代，軍隊中常可見一句標語：「遇問題立即反應，見可疑追查到底。」這句話雖然是提醒軍中弟兄注意匪諜的口號，卻變成我在教育病患時，最有意義、而且是最有效的提醒。因為瘻管的問題幾乎是從小處開始發生，若忽略了一些不起眼的細節，最終會造成瘻管不通或無法使用。

例如在血液透析後，病患為了貪圖方便，往往都是以止血帶用力綁住身上的瘻管，以避免針孔滲血，但其實這是一個非常不聰明的做法。長期來說，如果用力綁住出血的針孔，局部容易產生亂流，造成血栓堆積，成為日後瘻管容易變得狹窄的位置；短期來說，偷懶不用手指止血，而以止血帶代勞，瘻管若本身早有狹窄的問題便不容易發現。因為狹窄的瘻管非常不易止血，用手去止血，很快就會發現問題，但用止血帶綁著，大概發現不了什麼問題，將錯失治療的先機。

還有很多不勝枚舉的小例子，都是我在教育這些病患的教材，但或許是「隔行如隔山」，即使在我上課之後，病患仍然是我行我素，並沒有達到應有的關心，讓我覺得有點氣餒。

所以，最後我在課程裡融入一些小故事，把手術的照片，以及病患發生的事件當教材，喚起他們的同理心，以通俗的畫面代替生澀的醫學名詞，希望能達到效果。

我也喜歡利用病患身上的材料，說說他們在其他醫療講座，甚至是科學會議裡沒聽過的小故事，吸引他們的注意力，像是下面提到的「人工血管」，就是很好的例子。

血液透析病患若是自身的血管不好，外科醫師就會使用人工替代物，替他們的瘻管多爭取一些使用空間，目前市面上這樣的替代物幾乎是一家獨大的現象，所有用在血液透析病患身上的，都是俗稱「ＰＴＦＥ」的人工血管。

這ＰＴＦＥ是什麼東西？其實它的用途非常廣泛，從廚房用品到禦寒衣物，從太空梭零件到真空設備應有盡有，但說穿了，它叫作「鐵氟龍」（Teflon），學名叫「聚四氟乙烯」，也就是製造不沾鍋的材料，天冷時我們所穿的 Gore-Tex 外套，也少不了它。

鐵氟龍能有如此廣泛、神奇的妙用，完全是一位化工專家蒲南克（Roy J. Plunkett）的功勞，「鐵氟龍」之所以能面世，可是倚賴他的好奇心，和研究人員特有的追根究柢精神。

一九三六年，蒲南克獲得俄亥俄大學的化學博士後，同年便被杜邦公司延攬，在專門研究俗稱「氟里昂」（Freon），也就是四氟乙烯的部門工作。氟里昂是冷凍劑與清潔劑的材料。

在一九三八年某個四月天，蒲南克的助理扭開一個裝有四氟乙烯的高壓鋼瓶，但並沒有氣體釋放出來。經過蒲南克確定，這個高壓鋼瓶確實沒有用過，而且開關也沒有鬆脫的證據，於是蒲南克要求工廠工人鋸開高壓鋼瓶，一探究竟。

蒲南克發現鋼瓶內有一堆白色粉末，滑潤而且無味，也不會沾黏在鋼瓶內壁上。他以化學博士的背景檢驗這些粉末，進一步發現是「四氟乙烯」的聚合物。

後來蒲南克測試這些粉末的化學性質，發現它們能耐高溫、耐強酸強鹼、防腐、具有低表面摩擦力等特性。他找出這種聚合物製造的方法，並申請專利，杜邦就以「鐵氟龍」做為註冊商標。

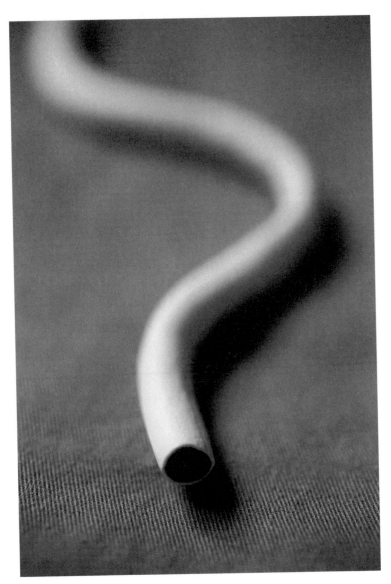

鐵氟龍人工血管

發現鐵氟龍時，二次世界大戰正呈現膠著的狀態。美國政府正在製造第一顆原子彈，需要一種耐高溫、不怕強酸鹼的材料來做密封墊。國防部向杜邦公司求助，結果鐵氟龍派上了用場，成為軍事祕密用品，不准公開，一直到二次大戰結束，一九四六年杜邦公司才獲准讓鐵氟龍上市。

不黏壁、耐高溫，以及耐酸鹼的特性，讓鐵氟龍很快應用到日常生活中，從廚房鍋具到電線保護層，甚至航太工業的零件，都有它的影子，更遑論其他工業用途。

至於鐵氟龍運用到醫療方面，就要從某次滑雪場的閒聊說起。

一九六〇年代，杜邦公司一位離職創業的員工高爾（Wilbert L. Gore），利用鐵氟龍製造很多戶外用品，並且成立一家公司，推出「鐵氟龍纖維」（Gore-Tex）的產品（沒錯，就是那個專做防寒大衣材料的公司），做起防風、防水的紡織品。

在成立公司幾年後，有一次高爾到丹佛市滑雪，和一位外科醫師艾斯曼（Ben Eiseman）閒聊，得知他是位人工關節及人工器官的研究者，正為找不到「不被人體排斥的材料」苦惱著。結果高爾自告奮勇，希望他能試試看鐵氟龍，看看它能否達到要求。

艾斯曼醫師把鐵氟龍試用在豬隻身上，發現牠們並沒有排斥反應，而且效果十分良好。動物實驗成功後，鐵氟龍便慢慢應用到醫療方面，像是人工膝關節、縫線、隆鼻墊片、人工血管等等。

從偶發事件，到幾乎全面影響人類生活的用物，鐵氟龍的確是科學發展史上，「見可疑追查到底」的最好範本，雖然故事一開始聽起來，鐵氟龍就像是天上掉下來的禮物，但如果沒有蒲南克博士的努力，我們現在能否享受鐵氟龍的妙用，仍是個未知數。

我自認是個很會講故事與案例的醫師，但鐵氟龍的故事也曾經讓我吃癟，因為當我口沫橫飛的對著病人說，他手上的人工血管和不沾鍋的材料相同時，場子總是一下子就冷了。即使後面講到蒲南克如何有學者追根究柢的精神，高爾和艾斯曼醫師的相遇如何造就人工血管，似乎都再無法消除病患心中那種不快的感覺。

所以，現在我提到人工血管，盡量都會用「隆鼻墊片」、「人工膝關節」、「心臟手術使用的縫線」等等，強調鐵氟龍在醫療應用之廣泛，免得血液透析的病患，尤其是那些需要在廚房工作的病患，看到不沾鍋會有莫名的不快，又或是我會被某個病患冠上外號：「那個可怕的『不沾鍋』醫師又來了！」

煞車線與下肢靜脈曲張

王大叔因為「下肢靜脈曲張」的併發症來到我的門診就醫。

長年站著工作的他，因為下肢靜脈的瓣膜失去功能，除了造成下肢血管的腫大，下肢脹痛、抽筋外，也隨著病況日趨嚴重，造成下肢奇癢無比，甚至還抓破皮，使得足踝附近有個長時間無法癒合的潰瘍，擦什麼藥膏都很難得到改善。

曾經有醫師認為王大叔是糖尿病患者，抽了幾次血糖檢查卻不了了之，讓王大叔也緊張兮兮，連續跑了幾家醫學中心的新陳代謝科門診，結果也是他沒有糖尿病；後來整型外科醫師替王大叔植皮，成效依然不彰，不僅潰瘍沒有好轉，取皮的地方更讓他痛了好一陣子。

其實王大叔的情況是下肢靜脈曲張拖了太久了。

他的下肢奇癢無比，是因為「鬱滯性皮膚炎」的關係。這樣的問題使得血液在下肢靜脈滯留，造成代謝後酸性產物無法正常回到心臟，於是皮膚很容易有色素沉積、發癢、紅斑及脫屑性溼疹等變化，加上他並沒有接受靜脈曲張的處理，因此下肢被搔抓的傷口會因靜脈循環日益惡化，讓皮膚有難以癒合的潰瘍，才會被誤會是有糖尿病。

經過門診幾次苦口婆心的勸說，王大叔終於點頭答應讓我替他實施手術治療，而經過這次的手術，我才知道，他不僅是個好奇寶寶，同時也是個喜歡動腦、勇於面對當下問題的人。

由於王大叔下肢的潰瘍已經很嚴重，而且下肢靜脈曲張的血管非常膨大，因此我對他施行的手術是傳統的方法——切開腹股溝和踝關節附近的皮膚，然後用血管抽除器（stripper）用力拉掉靜脈，所以只要兩個傷口，就能夠去除整條腿的大隱靜脈，但是手術完的一星期內，下肢會因為瘀血而青一塊、紫一塊。

手術採取的是腰椎的半身麻醉，所以過程中王大叔基本上是清醒的，但因為怕病人緊張，手術中麻醉醫師會打一點藥讓王大叔迷迷糊糊、半夢半醒，因此一開始我和他基本上沒有什麼互動。

等到我抽離出血管後，這時的王大叔也正好一覺醒來，我詢問他敢不敢看抽出來的靜脈，沒想到他一口答應了。

看到腿上的靜脈完整地被我取出，好奇的王大叔開始問我很多問題，像是手術傷口多大、如何取出靜脈、日後腿會不會沒力等等，一股腦兒說了一堆。

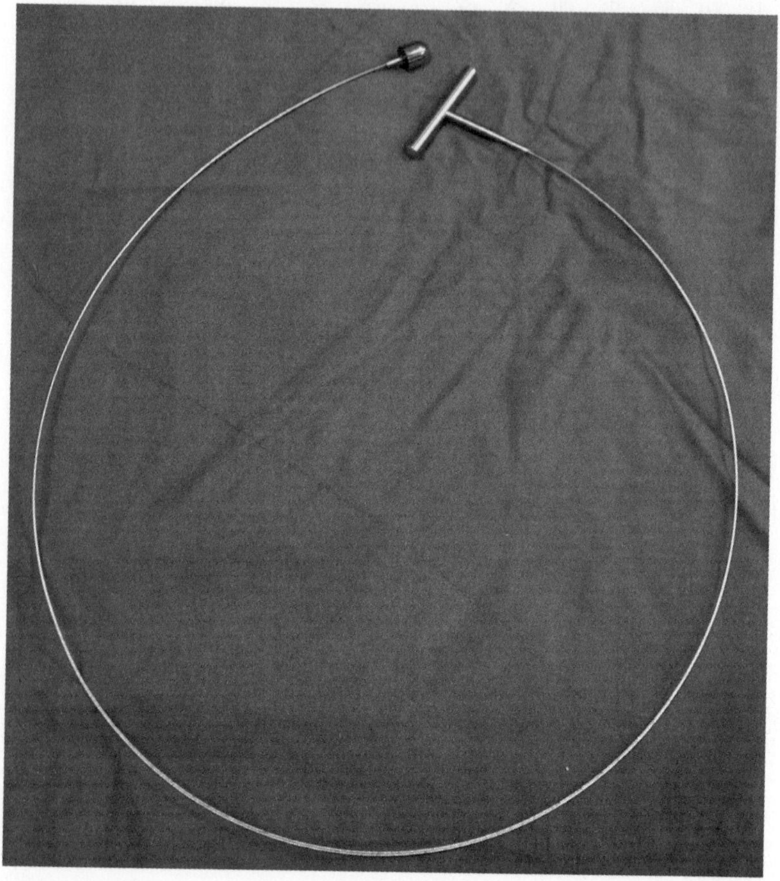

抽除下肢靜脈曲張的 stripper，中間的構造即由腳踏車的剎車線而來

我把傷口交給助手醫師處理，和王大叔聊了起來。由於他堅持要看抽取靜脈的工具，我只好隔著消毒鋪單，請麻醉科醫師遞給他看，這個好奇寶寶看得很仔細，只差沒有用手搶過去。

我很驕傲地告訴王大叔，靜脈是從兩個小傷口，藉由 stripper 靠蠻力抽出來的，而且這個工具，是某個外科醫師在遇到困難時，從腳踏車的剎車線得到的靈感做出來的。

我會這樣說不是想嚇唬王大叔，其實是想炫耀我的學問，因為 stripper 是剎車線而來的故事，教科書裡幾乎都不會提到，只有在牛津大學出版的一本手繪外科學圖譜才說到這段有趣的來源。

而另外一個我想告訴他的原因是，困境往往是刺激外科醫師前進的動力，任何眼前讓現代醫師視為理所當然的療法，甚至是手術用的工具，都有一段坎坷的路程，即使是簡單的下肢靜脈曲張的手術方式。

「下肢靜脈曲張」（varicose veins, varicose）這個字，源自希臘文「像葡萄一樣的病」，幾乎從開始有文字記載的時代就被描述過。遠在三千五百年前，埃及的莎草紙，就稱它是「如蛇一樣捲繞的東西」，當時的人是沒有能力處理它的，因為會造成病人「倒地不起」（head to the ground），說穿了是沒有良好的止血技術，病人會因失血過多而死。

在希臘羅馬時代，已經有許多醫師嘗試下肢靜脈曲張的外科治療。例如蓋倫就曾經利用下肢多處切割的傷口，將腫脹的靜脈結紮或從身上拉出來，這樣的方式，想當然耳，不只殘忍而且很危險，有時止血不當，反而會有失去生命的風險，羅馬帝國著名的將軍及政治家馬略（Caius Marius）就是可憐的犧牲者。

接下來的一千多年，如同我前面的文章提過，是外科的黑暗期，下肢靜脈曲張所有的治療方式，在沒有良好麻醉的支持下，只能碰碰運氣，做一些「膚淺」的工作，紮紮血管、止止血罷了，雖然在十六世紀的法國有醫師提出廣泛的移除，但畢竟那只是治標不治本。

十七世紀英國的外科醫師杭特（John Hunter），因為研究靜脈血栓症，了解發炎的靜脈會阻塞，進而失去功能，萎縮變小而纖維化，於是他開始使用藥物來注射靜脈曲張的部位，希望它們能在發炎後阻塞、進而萎縮。

杭特醫師開創了藥物注射治療下肢靜脈曲張的契機，這也是目前血管「硬化劑注射」的濫觴。雖然這樣的治療有一定的風險，但目前的硬化劑已經是好幾代的改良品，安全性已不可同日而語。

而下肢靜脈曲張在十九世紀之後，因為病因病理學的進步，以及麻醉技術的引入，使整個治療變得較安全，由原先碰運氣的方式，成了外科醫師設計各種手術方式與工具的比賽，像是澳洲的摩爾（William Moore）、英國利物浦的湯馬斯（William Thelwall Thomas）以及美國的霍門斯（John Homans）醫師等等，都讓下肢靜脈曲張的治療更臻於完善。

至於為什麼我會清楚這樣多的故事？實在是要拜王大叔之賜。因為每天查房的時候，他都會想盡辦法要我多說一點有關下肢靜脈曲張治療的東西，所以我才重讀昔日的教科書，並回想那本手繪外科書裡的種種內容。

原來好奇心很重的王大叔，是個號稱遠渡東洋、完全由日本師傅教出來，臺灣沒有幾個領到該執照的水電工。他很自豪自己的手藝，而且他還很驕傲說，自己製作了很多解決水電問題的小工具，只差沒有去申請專利罷了。

其實王大叔這樣的精神，和許多披荊斬棘的外科醫師前輩是相同的。當他們在面對手術的難題時，總能想盡辦法，要不就地取材，要不改變舊的設計，不然就是另闢蹊徑，發明新的東西。換言之，就是化困境為一種動力，把危機當轉機。

我還經常向病患和朋友講起心臟外科大師利勒海（Clarence Walton Lillehei）發明「心臟節律器」（pacemaker）的故事。

利勒海醫師在一九五〇到一九六〇年代，發展「心室中膈缺損修補」手術時，因為當時對於心臟內節律路徑（即掌控心跳穩定的組織）並不是很了解，結果造成不少病患在開心手術後出現「心臟跳動傳導阻滯」而死亡。

不甘心的利勒海醫師和朋友貝肯（Earl Bakken）——一位熟知電氣電路的專家，兩人在車庫裡不斷做實驗，終於發明了可以在人身上使用的節律器，讓心臟搏動不佳的病患得以存活。而兩人最後成立美敦力（Medtronic）公司，發展心臟節律器，今日已經是世界知名的大廠。

所以，和其他的學問一樣，面臨問題並思考解決是普世不變的定律，套句聖賢的名言，可以說是「做然後知困」，有了困難就是進步的動力。水電工如是，外科醫師亦如是。

達文西的機器人

二〇〇七年，義大利的工業設計教授馬力歐．泰迪（Mario Taddei）出了一本書，叫作《圖解達文西機器人》（*Leonardo da Vinci's robots*）。這本書從達文西眾多的手稿中抽絲剝繭，重建了達文西傳說中的三種自動機械發明，分別是「自走車」、「機器獅」和「機器士兵」。

這三項發明並非達文西在手稿中有專門篇幅介紹，而是馬力歐．泰迪利用手稿中分散的設計，以及其他歷史資料中的描述（其中的機器獅更是只有文字說明而已），一點一滴、不藉由現代的技術和材料，原汁原味在Leonardo3 工作室組合拼湊出來的。

泰迪教授在書中盛讚達文西，指出他在描述、繪製和工程方面的能力不僅同時代的人難以匹敵，即使到了現代，仍然沒有人能超越他的成就。話雖如此，達文西一生中卻沒有公開發表過一本書，也沒有花費心力出版過作品——雖然有些手稿整理得很整齊（如「馬德里手稿」），看起來像要出版的樣子。泰迪教授替達文西找的託詞是他太過沉迷於研究，而且認為要將著作出版，在當時只有木版印刷的年代，會浪費太多時間，所以才作罷。

因此泰迪教授認為，要是這些研究成果能公諸於世，廣為流傳，現代的機械與工程學的發展不會僅限於此。看過手稿的科學家都佩服達文西的聰明才智，難怪時至今日，在各個領域上，達文西的名字常和最高級的產品相提並論，例如美國航太總署送到火星上的探測車，曾被命名為「李奧納多」（Leonardo）；而這幾年在微創外科（minimal invasive surgery，意即是傷口小，病患恢復快）火熱的機器人手臂系統，英文名字就直接叫"Da Vinci Surgical System"，負責研發此系統的公司更不諱言，這套系統的靈感就是來自達文西的機器人。

不過微創技術的發展並不像達文西的手稿一樣，有「藏私」的成分在裡頭，反而在材料科學日新月異，醫師間不吝分享的氛圍下，在短短一百多年的歷史中，就已造就了許多令人滿意的成果與技術，而且還在持續進步當中。

自文藝復興以來，人體解剖學的發展漸漸達到一定的水準，外科醫師在十八、十九世紀就逐漸往解剖病理學發展，而且由於麻醉學還未臻完善，因此希望能用傷害最小的方式，藉以觀察身體、甚至取出病灶的想法，就開始在外科醫師心裡萌芽。首先發端的是泌尿外科醫師。

一八二六年，巴黎醫師賽加拉斯（Pierre Segalas）就發明了膀胱鏡，可惜並沒有光源，所以並沒有引起風潮，直到一八七九年在維也納的尼茲（Maximilian Nitze）將膀胱鏡加上了光源（用的是加熱的鉑絲），並且增加了一些有角度的鏡頭。他所設計的整套系統，即使在百年之後看起來，依然是非常精緻。

尼茲在十年後把累積的臨床經驗出了一本專書叫《膀胱鏡手冊》（*Lehrbuch Der Kystoskopie*），此時的他已能使用膀胱鏡切除膀胱的原位癌。

在尼茲發明帶有光源的膀胱鏡

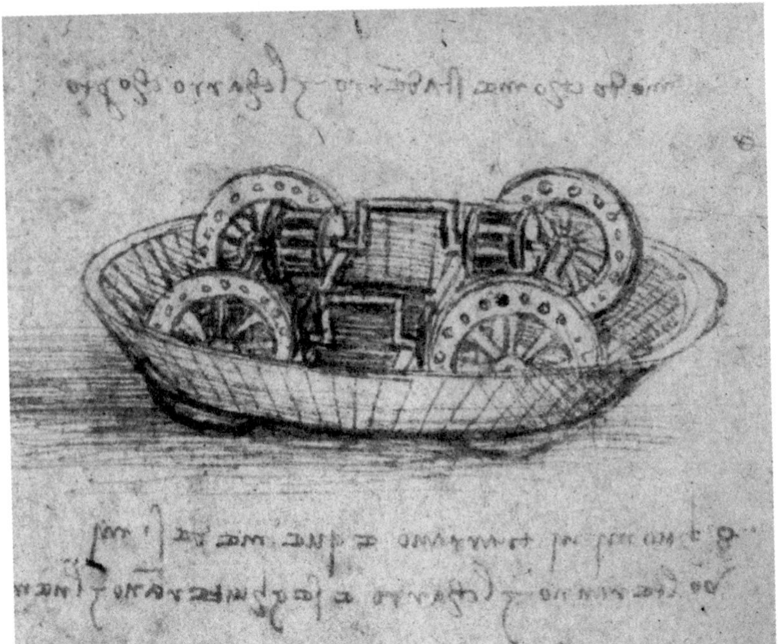

達文西的機械設計圖，現存於義大利米蘭安波羅修圖書館（Biblioteca Ambrosiana）

兩年內，也在維也納的外科醫師米庫利拉戴奇（Jan Mikulicz-Radecki）發明了硬式胃鏡，兩人的發明引領了日後醫療技術的進步——內視鏡和微創手術。

膀胱鏡發明後，腦筋動得快的醫師開始把它利用在別的醫療領域。一九一〇年在瑞典斯德哥爾摩的醫師傑考包斯（Hans Christian Jacobaus），第一次利用了膀胱鏡檢查了腹腔臟器、肋膜腔和肺臟；八年後，東京大學的高樹教授也在膀胱鏡的基礎上，發展出為骨科所用的「關節鏡」雛形。

接下來幾十年，微創手術的發展比較停滯，但內視鏡的檢查卻為病患帶來更多福音。內視鏡變得越來越小，而且也越來越軟，病患在接受檢查時比較輕鬆自在，甚至變成門診可行的方式，不需要住院。

一九八〇年代之後，由於光學技術的進步，內視鏡的前端不僅有光源，也有鏡頭，加上一些精巧、細小器械的發明，使得以內視鏡從事微創手術開始蓬勃發展，從早期只是膽囊、闌尾的切除，到如今不僅能切除腸胃道腫瘤、進行婦產科手術，也可以進行肺部病灶切除的手術，這幾年也流行起用微創的方式來施行心臟瓣膜手術。

至於以機器人手臂來從事微創手術的概念，是近二十年光景的事。大約在一九八二年，機器人手臂只利用在和電腦斷層的合作下，以3D立體定位的方法對顱內的病灶實施切片檢查；在一九九二年，曾經有以機器人手臂置換髖骨關節的報告。不過早期發展機器人手臂的醫療器材公司都是各玩各的，不像內視鏡的模式，有一個可供依循的標準。

但如同所有商業整併的行為一樣，「直覺外科公司」（Intuitive Surgical, Inc.）在二十一世紀初一統江湖，合併了所有醫療用的機器人手臂公司，也整合了其技術，創立了達文西機器人手術系統。

和內視鏡輔助的微創手術不同，機器人手臂從事的微創手術，主刀的醫師不需要上手術檯，只要助手在手術檯上，架設好內視鏡，並將手術器械穿過人體皮膚，然後把它們通通接上機器人手臂上，醫師則在一旁的工作站裡，透過3D立體螢幕，指揮機器人手臂移動，就可以完成手術。

我曾經奉派至美國南卡萊納州修習機器人手臂的訓練，在工作站裡透過螢幕縫補豬心，老實說，真的有點像打電動玩具，對於我們這些慣用手持器械，直接切開病人身體，或者是利用內視鏡等器械施行手術的醫師而言，這樣的手術方法讓我們有點心虛，因為沒有真正的回饋機制，醫師只能完全靠著螢幕的動作，揣摩自己力道的大小和移動的快慢。但這也是機器人手臂的優點，只要有合適的助手在當場架設好系統，即使病人遠在外太空，外科醫師也可以透過衛星通訊開刀，更遑論地球上任一個網際網路可以到達的角落。

很雜亂的介紹了一下微創手術的發展，乍看起來好像這樣的技術已經很成熟，不過事實上卻非如此。不管是器材層面，或是人員訓練層面，仍然還有很多需要克服的地方，套句《論語》上說的：「升堂矣，未入於室也。」要達到真的對病患是最小的傷害，現在的我們仍然遠遠不足哩！

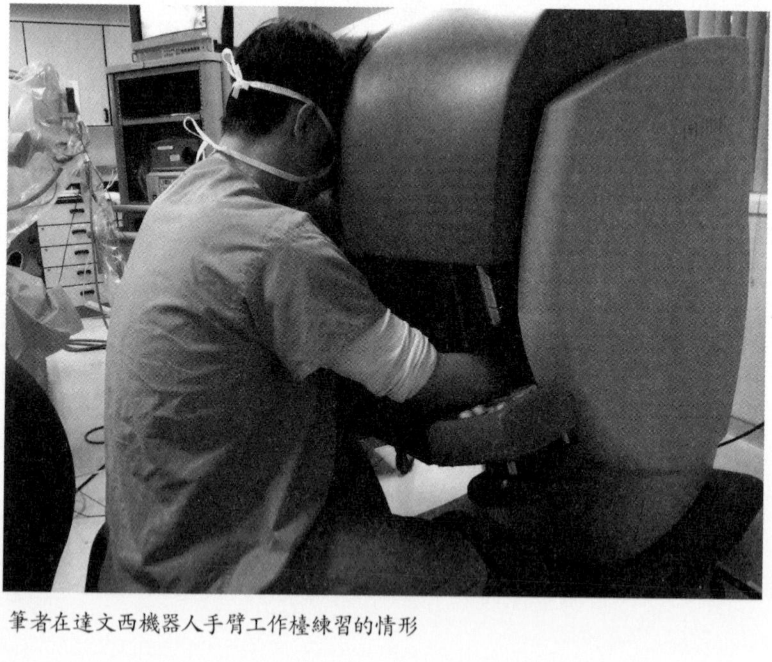

筆者在達文西機器人手臂工作檯練習的情形

女明星與消毒

在國外的演員中，珍．西摩爾（Jane Seymour）是我欣賞的女星之一。她的氣質高雅出眾，水汪汪的眼睛好像會說話一樣，尤其她和男星克里斯多福．李維（Christopher Reeve）領銜主演的電影《似曾相識》（*Somewhere In time*）裡最經典的一幕就是：當她接受攝影師拍照，看著鏡頭時，男主角正好走了進來，珍．西摩爾深情款款的看著他，讓攝影師拍下了那含情脈脈的瞬間。

或許你已忘了《似曾相識》的劇情，但一定忘不了珍．西摩爾那張楚楚動人的照片。

珍．西摩爾後來投入了電視影集的演出，在臺灣也播出了一部以她為主角，叫作《荒野女醫情》（*Dr. Quinn: Medicine Woman*）的電視劇。故事背景是在十九世紀中葉的美國西部拓荒時代，在劇中珍．西摩爾飾演一位名叫昆恩（Quinn）、在西部小鎮執業的女醫師，她以無比堅毅的決心與精神，在一個男性至上，女權還無法抬頭的時空環境下，忍受鎮上男人的排斥和嘲笑，以優異的醫術漸漸獲得小鎮居民的尊重。

為什麼講到外科的歷史會提到這些事？原因是在《荒野女醫情》這部影集裡，珍・西摩爾以外科手術治療病患的橋段是相當逼真而且符合史實的。觀眾可以看到珍・西摩爾穿著普通的服裝，挽起袖子，在沒有消毒和戴手套的情況下，就直接幫病人開刀，等到完成工作後，沾滿鮮血的雙手在臉盆裡洗乾淨就算大功告成了。

以現代的眼光來看，這樣的治療真的是恐怖和草率，但當時的情況的確如此。在那個時代，外科醫師因為麻醉學的發展，能夠從事更深入與大面積範圍的手術，而且也藉由解剖學與病理學奠定的基礎，外科手術的質與量有著蓬勃的發展，但對於消毒和感染的預防和控制，卻是一點概念也沒有，所以常發生的事就是病患手術成功，卻因為術後傷口感染的併發症過不了關而身亡。

以珍・西摩爾主演劇集的場景來解釋上述的結果，相信看過的觀眾可以輕易了解我要說的重點。

歷史上對於手術傷口要消毒的記載零零星星，英國的李斯特是第一位有系統的將外科手術需要消毒的概念貫徹實施的醫師。

李斯特在愛丁堡師承賽姆（James Syme）醫師從事外科訓練時，就開始對手術後傷口的發炎產生高度興趣，並展開研究。之後在一八六五年被分派至格拉斯哥醫院（Glasgow Royal Infirmary）工作的李斯特，從化學實驗室部門的同儕處得知了巴斯德（Louis Pasteur）提出的「微生物」概念，他非常同意而且贊同巴斯德的說法，於是決定採用巴斯德抑制細菌生長的三種方法之一——消毒法。

李斯特堅持對病房、手術器械、病人的衣物和傷口進行消毒，在經過了很多試劑的使用之後，他選擇了石碳酸（苯酚，carbolic acid）做消毒劑。除了器械和敷料要用石碳酸浸泡處理過，在手術前李斯特也使用裝有石碳酸的噴霧器對病人的手術部位進行噴灑消毒。

經過了兩年的努力，李斯特獲得了很好的臨床經驗，大大降低手術後傷口感染率。他把成果發表在醫學期刊上，可惜的是，和其他「觀念走在時代前端」的偉大科學家一樣，李斯特的努力一開始並沒有受到國內醫界的重視，甚至受到當時英國知名的婦產科醫師泰特(Lawson Tait）的強烈抨擊，不過其他國家的醫師，諸如法國、德國的骨科醫師卻接受了李斯特的觀念和做法，也獲得了相同的成功。

李斯特的臨床經驗並沒有如流行音樂般，急速侵入外科醫師的心而迅速風行起來，反而經過了一段長時間的醞釀才廣為外科醫師接受，即使是九年後的西元

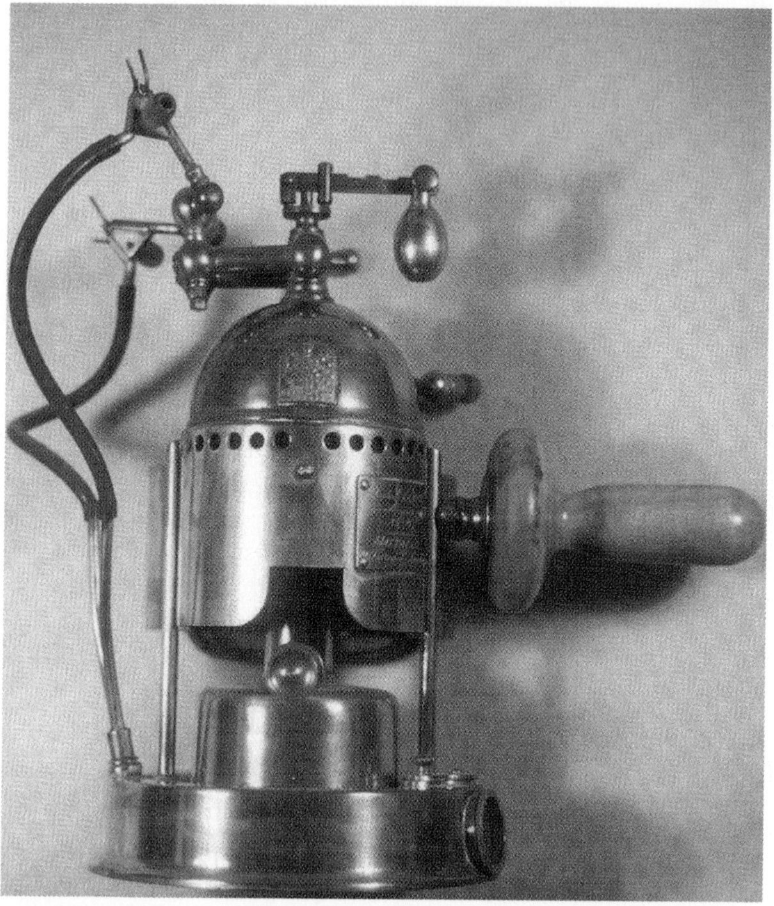

李斯特發明並於手術中使用的消毒劑噴霧器，現存於哈佛醫學院華倫博物館

一八七六年，李斯特受邀到美國費城做專題演講，當時美國的外科醫師依然有很多人抱持懷疑的態度。直到第一次大戰發生，消毒的功效在戰傷處理上有了進一步的證實，這才消弭了外科醫師的疑慮。

至於現今的手術室執行開刀的標準化作業程序：消毒、鋪單、醫護人員穿戴手術服裝（帽子、口罩、手套、隔離衣）……等，也是經過不斷的修正與改良，才能有今天的局面，如果要探究這段歷史，可能三天三夜也寫不完，但是對於使用手套的歷史卻有個值得在此一提的浪漫故事。

誰是第一個在外科手術中戴手套的醫師？歷史上仍沒有定論，但是外科醫師是直到橡膠發明，做出了比較不影響手感的手套出現後，才慢慢願意接受它。而推廣執行開刀要戴手套的人，目前認為是美國約翰·霍普金斯醫院（John Hopkins Hospital）的霍斯德（William Stewart Holsted）醫師，不過霍斯德一開始不是為避免術後感染而接受手套的使用。

在一八八九年冬天，有位開刀房的護士向霍斯德抱怨，消毒的藥水常讓她的手發生皮膚炎。霍斯德為了解決這問題，向一家橡膠公司訂購了自己設計的手套讓這位護士試用，結果成效不止讓那位護士很滿意，連帶也使得醫師在手術中戴起手套來了，最後竟然讓戴手套開刀變成該醫院的常規。霍斯德醫師設計及訂製

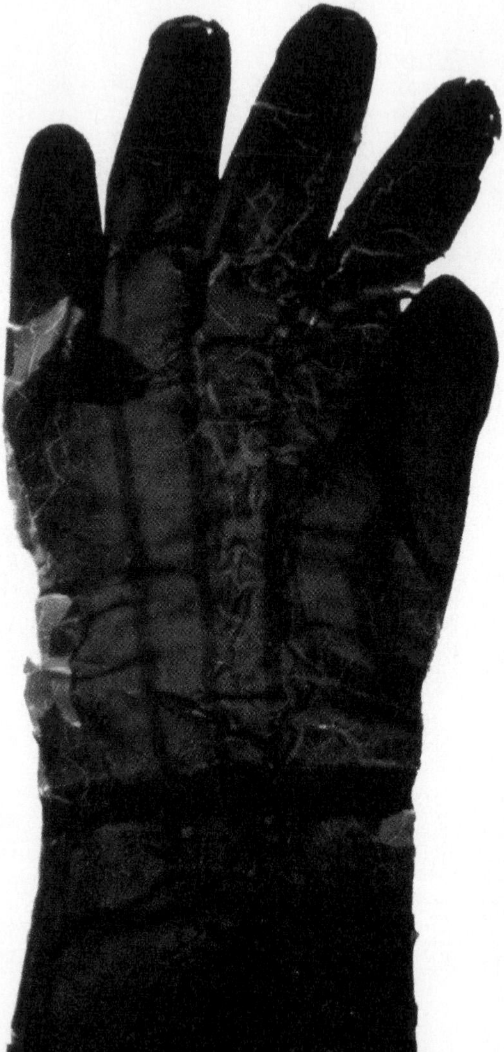

霍斯德醫師設計訂製的橡膠手套，現存於約翰·霍普金斯醫院

的橡膠手套，現仍存於約翰．霍普金斯醫院中公開展示。

這個故事浪漫的結尾是：那位護士最終嫁給了霍斯德醫師。

提筆寫外科的歷史，談到自己喜歡的女星，還有浪漫的愛情故事。消毒水的怪味，手術服的束縛與悶熱，頓時都不見了。

亂槍打樹

每次聽到有人在推崇某種治療方式極其偉大，令人感到佩服時，我就偷偷想笑。我笑的並不是治療本身，而是對於所謂「極其偉大」的迷思。

我常向患者及朋友說一個概念，雖然這個概念或許有些貶低自己職業的嫌疑，但絕對是肺腑之言。那就是：醫學和其他科學一樣，沒有什麼特別了不起的地方，也是在「嘗試錯誤」中學習，並非所有偉大的發現都是來自孜孜不倦的努力與實驗，有時候就像是天外飛來一筆，有時候是源自無心之過，更有時候是來自胡思亂想。

但當這些結果造福了廣大的群眾時，「偉大於焉始生」。任何跟這件事沾到邊的人、事、物都會因此水漲船高，不可同日而語。

什麼？你說我在騙人？相信我，這不是胡謅的，我在這裡分享一個有趣的故事，保證你會拍案叫絕，點頭如搗蒜。

十九世紀末到二十世紀初，「溴化鉀」是治療癲癇很好的藥物，但這個藥物竟然和「手淫」沾上邊，而且是靠這個理論，晉身為治療癲癇的首選藥物。

先讓我們來看看一七二九年，喬瑟夫．坎姆（Joseph Cam）醫師，在他那一本著名的著作《實用討論：性病症狀的再思》（*A practical treatise: or, second thoughts on the consequences of the venereal disease*）中，有關於「後自慰症狀」的描述：「頭痛、頸椎症、關節和肌肉痠痛，以致身體無法向前彎，如廁時，黏稠的精液隨小便排出，不管有沒有做夢都會遺精，身體逐漸衰弱，呼吸變得短促，頭越來越重，最後是胃口變差，腳腫大，視線逐漸模糊……」

我也曾經年輕過，覺得坎姆醫師的描述真是讓人瞠目結舌、嘆為觀止——這樣的人是放著正事不幹，成天都在手淫嗎？

不要懷疑，那時候普遍的觀念認為「手淫」是男性朋友的萬病之源，不僅會造成身體的衰竭，更會有奇奇怪怪的併發症，和當今「適時發洩，有所助益」的觀念，相差了十萬八千里。

於是乎當時有很多人費盡心思，研究男人褲腰帶下的血流量，看看有什麼方法，可以找出它致病的機轉；某些人也試圖透過非醫學的方法來解決「手淫」造成的困擾，例如：宗教信仰，透過祈禱的方法，讓男性朋友能夠降低手淫的次數；更有人希望透過調整飲食的方法，使得男人的心性能比較平和一些，不要常常想入非非，因此「全麥餅乾」被發明了，發明人希望它能降低男人褲腰帶下的血流量，避免他們成天忍不住衝動就自行解決。

另一方面，醫師們則致力於藥物的解決方案。

十九世紀英國醫師洛寇克（Charles Locock）無意間發現「溴化鉀」這個藥物會抑制性衝動，進而降低男人自慰的次數。如同我前面提到的，手淫乃萬病之源，因此有人把它和癲癇想在一起也不奇怪。於是乎便有「天才」醫師莫名其妙的把溴化鉀拿來治療癲癇，結果竟然出人意表，獲得了為數不少的成功案例，讓溴化鉀成為治療癲癇的新寵兒。

這種令人意想不到的成功治療方式，完全沒有正確的病因病理學做基礎，只憑著似是而非的觀念而來，除了佩服當時醫師豐富的想像力外，也找不到任何形容詞可以讚美他們了。

我不想用「亂槍打鳥」來解釋這種行為模式，只想用自創的名詞「亂槍打樹」來說明這種狀況。因為「亂槍打鳥」講的是持槍的人槍法不好，為了提高鳥兒的中槍率，不得不對鳥群掃射，基本上知道自己是在「打鳥」；但是「亂槍打樹」是指持槍的人看到枝葉茂密的樹就開槍，希望能把躲在樹上的東西都打下來，所以，獵物不見得是鳥，也可能是其他的野獸或水果，當然大部分的情況只打到樹枝或樹葉。

因此，「亂槍打樹」的人如果幹掉了一隻老虎，那鐵定會引起轟動，吸引眾人的目光，於是另一個偉大於焉始生。

這種「亂槍打樹」的哲學失敗率很高，除了有打不到獵物的可能性外，自己可能會遭到「流彈」所傷，但如果考慮到自己的槍法不準，抑或是地方不對，有時候是「山窮水盡疑無路，柳暗花明又一村」，反而可能是另一棵樹上的獵物被嚇死，從樹上跌下來也不一定。

現今使用於免疫抑制劑及化療的「沙利竇邁」（Thalidomide）就是個非常好的例子。

一九五三年，瑞士汽巴（Ciba）藥廠首先合成了沙利竇邁，本來打算做為一種新型的抗生素，但經過藥理學反覆的試驗之後，發現它抗菌效果很差，於是放棄了對此藥進一步的研究。

沒有想到，聯邦德國藥廠在之後投入研究，發現沙利竇邁有一定的鎮靜與安眠作用，還能夠顯著抑制孕婦的妊娠反應，於是它化身為「反應停」（Grippex），在一九五七年十月投入市場，不到一年間，風靡世界各地，甚至被捧成「沒有任何副作用的抗妊娠反應藥物」，成為孕婦的理想選擇。

結果不到九年的工夫，全世界就傳出了很多畸形胎兒的病例報告，經過流行病學與毒理學的研究，揪出反應停是這些病例的元凶，所以聯邦德國藥廠在一九六一年十一月撤回市場上所有的反應停，而且在日後面對全球賠償的聲浪下，支付了至少一・一億元西德馬克做為賠款。

你以為沙利竇邁從此銷聲匿跡了嗎？事實上正好相反。它目前雖不能說是炙手可熱，但已經脫離了原先的使用範圍，轉而變成諸多病症的救星，例如痲瘋結節性紅斑、日光性癢疹、卡波西氏肉瘤（因愛滋病而跟著出名的癌症）、多發性骨髓瘤……等等，並且適用的範圍可能再擴大。

如同先前「亂槍打樹」的理論，沙利竇邁這把霰彈槍換樹開打之後，樹上已經掉了一大堆獵物，而且目前仍在持續增加中。

所以，我常向病患告誡，別用任何「完美」、「沒有副作用」、「效果快又好」的字眼來形容某一個火紅的治療行為或藥品，因為那是商業宣傳，不是正確的醫療專業用語。「偉大於焉始生」，代表的可能是另一個笑話或災難的開始。

縫線是葷的還是素的

曾經替北部某佛教道場的住持師父看病。他因為心律不整而往返於多家醫院，但就醫的經驗讓他不是很舒服，效果也沒有想像中好，以至於後來漸漸把看病視為畏途，人開始變得「鴕鳥」起來，能不管它就不管它，不舒服就只好在道場裡吸著自備的氧氣「體氧」。

這樣的折磨，看在道場弟子們的眼裡總是於心不忍，但也不知如何是好，因為個性堅強的師父脾氣很拗，不舒服就躲起來休息，讓弟子們乾著急。

終於，有位弟子忍不住了。他是接受過我開心手術治療的病友，很勇敢的展示了胸口那道如拉鍊般的長長傷疤給住持師父看，利用他的三寸不爛之舌，「用力」的替我吹牛，說服了住持師父來我的門診就醫。

經過我耐心的詢問與檢查之後，發現住持師父的心律不整其實還好控制，真正的問題，乃是他無法忍受藥物的副作用而不想吃藥。更重要的是，他並沒有告訴當初的醫師自己服藥之後還是不舒服，以至於最後覺得病不好醫治，乾脆回家吃自己。

住持師父的情況並非特例。在我行醫的經驗中，有很多病患在就診時是「惜字如金」的，他們在就醫的過程中，對於醫師的指令是「言聽計從」，不敢正面向醫師提問，更遑論訴說心中真正的感受，不僅認為醫師給的藥永遠是對的，自己就好比領到老師的功課，把吃藥當成是乖乖做功課。

上述的結果，很容易讓病患在治療過程分不清楚什麼是「沒效果」，什麼是「副作用」。所以，若病患服藥之後有「副作用」產生，有些人會認為是醫師沒有辦法對症下藥；敢於試探醫師權威的病患，也許會在回診時透露些訊息給醫師，運氣好的時候，醫師可以從中聽出端倪，進而對藥物有所調整；而那些不敢挑戰醫師權威的病人，在忍受不住副作用引起的不適後，不是再換個醫師，就是和這位住持師父一樣，乾脆不就醫了。

詢問住持師父的病史後，我了解了這個重點，所以，我細心的調整了藥物以及嚴密追蹤他服藥後的反應，於是困擾他多年的老毛病終於逐漸得到控制。慢慢的，他減少了因為心律不整而造成的不便，他在道場中又可以生龍活虎為弟子們開示、講道。

可想而知，我變成了這個道場的紅人。為了表達對我的感謝，住持師父特別邀請我到道場裡參加他們年度的盛會——素食佳肴成果發表會。

這個聚會是道場弟子們一年一度的重要集會，所有的人會絞盡腦汁烹調素食餐點，然後帶到道場裡分享，雖然不是比賽，但是光從菜肴的數目與種類來看，實在不輸給任何一場素食烹飪大賽。

我很佩服那些帶著餐點來道場的人，基本上所有菜色都符合了色、香、味俱全的原則，更令人嘆為觀止的是，有很多道菜外觀上和葷菜根本是相同的，甚至味道比葷菜還更像葷菜，把我的眼睛和舌頭都矇騙過了。

在享受了美食之後，平常接著要開示弟子的住持師父把時間讓給了我。因為現場有很多上了年紀的信眾，我只好天馬行空談了很多有關心血管疾病的認識，最後並開放時間給信眾們發問。

沒想到第一個問題就差點讓我下不了臺。

發問的信眾是位女性，最近因為肥胖的問題，接受中醫師所謂「穴位埋線」的療法。原本以為她會問我無法回答的中醫問題，沒想到她竟然問道：「請問醫師，穴位埋線用的羊腸線是素的嗎？」

她的問題立刻引發哄堂大笑，我也被她無厘頭的問話逗得笑出聲來，但心裡卻是有點發毛，因為我確實沒有深究過這個問題。

「大概是葷的吧？因為大家都這麼說！」我很心虛的回答了這個問題，不敢正面去評論它的來源與出處，只得回到家之後，查書兼上網，好好研究這個看似簡單，卻又很有深度的問題。

羊腸線，顧名思義是羊的腸子做成的，但不見得是羊，其他如綿羊、肉牛、袋鼠、馬、驢等等動物的腸子也是來源，大抵是屠宰業丟棄物的再利用。它的做法是把腸子最外面的漿膜層留下來，去除脂肪等雜質後，扭織而做成的線。

羊腸線的英文名字叫 catgut，直譯似乎是叫貓腸，不過依據我查到的資料表示，catgut 可能是牛腸（cattle gut）的縮寫；不過另一種理論顯示它是來自於提琴（kitgut, kitstring）；也有人說這個詞來自德國的加塔格尼尼（Catagniny），那裡是最好的琴絃產地。

說到這裡，聯想力好的人一定會懷疑，是不是哪個外科醫師因為琴絃的韌性很好，所以就在縫合傷口的時候，利用琴絃來綁住傷口，加速它的癒合？

事實上，這個聯想是正確的。因為在外科傷口縫合的歷史上，羊腸線早在西元二世紀左右，就獲得羅馬帝國時代名醫蓋倫的青睞，提倡將它用在傷口的處理上。

不過，外科手術中使用葷的縫線材質並非始於蓋倫。早在西元前三千年時的埃及，就懂得利用各種材質來縫合木乃伊，不只有葷的材質——如動物的毛髮、肌腱、神經或血管——來做縫線，當然也會用素的縫線，泰半來自各種植物的莖葉纖維扭織而成。

但是在縫合人類傷口的應用上，有時也不見得要使用所謂的「針」和「線」。在非洲的某些部落，會利用一種大螞蟻來咬合撕裂的傷口（目前仍有人在使用）。方法是用螞蟻的牙齒咬住傷口的兩端，讓傷口密合，再捏碎螞蟻的身體，只把頭留在傷口上。如此反覆使用同一方法，同一排長長的螞蟻頭就把傷口咬得更密合，這樣的效果和以縫線處理相類似。

而且，用螞蟻頭處置過的傷口似乎在後續照顧更加方便，因為傷口在癒合後不需要煞費苦心拆掉縫線，只要手指輕輕彈幾下，剔除掉螞蟻頭就大功告成了。

當然，這是非洲土人使用的方法，在傷口縫合的歷史上，只能算是旁門左道，談不上什麼主流，但在討論葷與素的議題上，我把它歸為另類的葷的方法。

到了二十世紀，由於化工合成技術突飛猛進，人類就比較幸福了。大抵上，不管是「可吸收縫線」（留在身體內，不須拆線的）或「不可吸收縫線」（留在體外，必須拆掉的），都是以合成的居多，理論上，是可以完全歸類為素的縫線。

一位信徒的無心之問，讓每日幾乎必須從事傷口縫合的我，重新搜集資料，去研究和我工作息息相關的種種材料及其歷史，確實是不可多得的經驗，因為這些都沒有出現在醫學系正統的教科書裡面。

至於對任何醫療作為有葷與素情結的佛教徒而言，我想用那天住持師父在臨別前對弟子的開示做個結尾。因為睿智的他，似乎對於女弟子把羊腸線是葷或是素的問題也看得很重要，不過他的重點卻是下面的結論：「各位弟子，不要被葷、素的『相』所羈絆了。只要是治療疾病的作為，不是傷天害理，要犧牲其他生靈來滿足個人的私欲，那就沒什麼葷或者素的問題了。」

Part 3 心跳

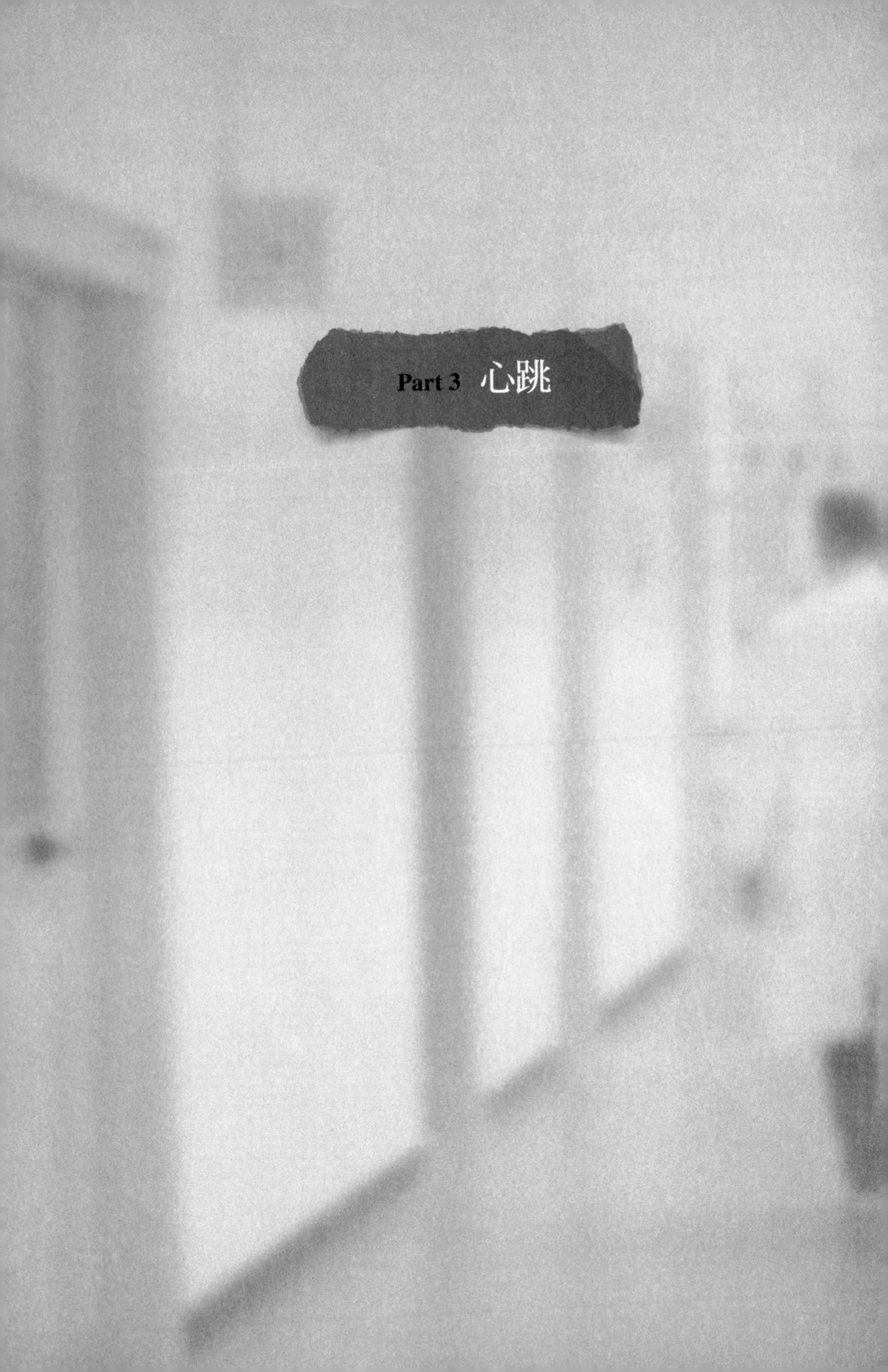

換心的旅程

一九六三年十二月三號，在南非開普敦葛魯特．舒爾醫院（Groote Schuur Hospital）的巴納德（Christian Barnard）醫師，成功完成人類歷史上第一例人對人的「換心手術」，旋即成為世界各大報章雜誌的頭條新聞。

接受換心的是一位五十三歲，名叫華許康斯基（Louis Washkansky）的男性，他因為缺血性心肌病變，飽受心臟衰竭之苦有一段時間；而捐贈心臟的是一位二十五歲女銀行員，名叫達沃（Denise Darvall），因為車禍造成腦死，最後由她的父親簽字同意捐出心臟。

華許康斯基在手術後只存活了十八天，原因是那個時代對於接受器官移植後的免疫與排斥問題仍處於「尚在摸索的階段」，巴納德醫師擔心華許康斯基在接受換心後因為排斥而無法存活，因此使用了大量的類固醇，結果適得其反，造成華許康斯基免疫力降低，感染肺炎而導致敗血症死亡。

一般人在回顧這段歷史時，想必都會認為巴納德是時代的先驅，完成了第一例這麼困難的手術，但看在我這位心臟外科醫師的眼裡，巴納德卻是個十足的投機分子，因為整個人類心臟移植的技術，實肇基於美國的湘威（Norman Shumway）醫師。

一九五〇年代，湘威醫師在美國從事心臟移植的動物實驗，並於一九五八年成功完成首例狗對狗的心臟移植。在那段時間，巴納德醫師也曾經到湘威醫師那裡參訪，湘威醫師無私的傳授巴納德醫師相關技巧，不過由於南非對腦死病患捐贈器官的立法較寬鬆，以至於讓巴納德搶得頭香，名垂青史，而湘威醫師在隔年成功完成的人對人心臟移植手術就顯得微不足道。

雖然人類心臟移植在二十世紀的中葉才成功，不過人類對於心臟移植的夢想，在古代的典籍裡就有記錄，最早的記載莫過於《列子．湯問》中「扁鵲換心」的故事。

話說魯國的公扈和趙國的齊嬰兩個人，同時請扁鵲來醫病。扁鵲替兩人都治好了以後，對公扈和齊嬰說：「你們以前所患的疾病，本來就是醫藥和針砭所能治好的。現在你們身上有一種與生俱來的疾病，跟著你們身體在成長，我現在替你們來治療，怎麼樣？」

兩人就說：「希望可以先聽聽我們的症狀。」

扁鵲對公扈說：「你心智的活動力強盛，而血氣體質較差，所以善於謀慮而少決斷。齊嬰心智活動力較弱，而血氣體質較強，所以缺乏慮謀而過於專斷。如果能把你們的心相互交換，那麼兩人同樣都能更臻於完善。」

於是扁鵲便讓兩人喝下了不知名的毒酒，讓他們昏迷不醒三天。扁鵲用刀剖開兩人胸膛，取出心臟，互相交換安置，再敷上神藥。兩人醒來以後，像以前一樣健康，之後便辭別扁鵲回去。

不過因為互換心臟的關係，人的心智也跟著被移植了。故事的後半段裡，公扈回到了齊嬰的家，想認他的妻妾子女，但齊嬰的太太子女並不認識他；而齊嬰也返回到公扈的家，想認他的妻妾子女，但公扈的太太子女也不認識他。

於是兩家人因此相互爭訟，最後請出了扁鵲來做證人，讓扁鵲說明了原因，兩家人才停止爭訟，接受了換心的結果。

另外在《聊齋誌異》中有個「陸判換心」的故事，這裡面寫得更是神奇。

故事的主角朱爾旦因為護衛十王殿裡陸判官的神像免受破壞，與他結了善緣。後來有一天，朱爾旦與一干損友飲酒，酒酣耳熱之後受人慫恿而打賭，看他是否敢在深夜到十王殿把判官像搬回來，而好面子的他竟然真的壯著膽把陸判官神像背了回去，把那些損友嚇呆了，結果又催促他趕快送回。

朱爾旦送回陸判官神像之前，覺得此事是過分了些，只得在地上倒了杯酒，跟著祝禱說：「門生狂率不雅，希望大宗師原諒不要責怪，我的茅舍離此不遠，有空一起來飲酒，請不要推辭。」

怎料陸判官真的現身接受邀請，在晚上到朱爾旦家中赴約，兩人自此之後變成好友，陸判官三兩天就來一趟朱爾旦的家，彼此的感情更為融洽，時常睡在一起。兩人不只喝酒，朱爾旦還拿出自己的文稿讓陸判官看，陸判官用紅筆在上面批改，說朱爾旦寫得都不好。

有一天夜裡，朱爾旦喝醉了就先去睡，陸判官還獨自在喝酒，朱爾旦在夢中忽然覺得臟腑微痛，醒來一看，卻是陸判官坐在床前剖開他的肚皮，拿出腸胃，一條一條整理。

朱爾旦驚訝地問著陸判官，才知道他文章寫不好的原因是心竅阻塞，所以陸判官到了陰曹地府裡，在千萬個心臟中，找了一個好的心替他換上。

而朱爾旦經過了這樣的換心術後，從此文思有非常大的進步，看過的文章過目不忘，參加了鄉試，還如同陸判官的預測中了前五名，讓朱爾旦的朋友驚奇不已。

上述兩個故事裡的主人翁，在接受了心臟的移植後，往後的身體都能平順的生活著，但現實生活中，每位完成了心臟移植的患者，接下來的人生旅程，並非像公主嫁給了王子的童話故事，從此過著幸福美滿的日子。

從巴納德醫師在一九六〇年代讓人對人的心臟移植的夢想實現後，一直到一九八〇年代早期，心臟移植的路走得並不順遂，大部分接受手術成功的患者都沒有存活得很久，前面說過這是因為當時器官的移植免疫學還未臻完善，使得病患在排斥與感染之間拔河：抗排斥藥用太多，讓心臟得以存活，但病人易受到細菌與病毒感染而死亡；抗排斥藥用太少，雖然感染的機會降低，但移植到人體的心臟卻易受排斥，病人也逃不過死神的召喚。所以在這段期間，心臟移植後的存活率沒能突破，整個發展也停滯下來。

直到一九八〇年代之後，新的抗排斥藥「環孢靈」（Cyclosporine）出現，大大改善了接受心臟移植病患的存活率，連帶使得心臟移植與器官移植免疫學蓬勃發展，讓更多副作用少、使用容易的抗排斥藥問世。

但是，接受心臟移植患者的長期存活率增加，不是只有單靠服用藥物，為了追蹤移植後的心臟狀況，定期的心肌切片對醫師追蹤病患的心臟狀況，以及調整抗排斥藥物，是非常重要的參考。而整體經由靜脈抓取心肌組織及病理組織的判讀，則是從一九七〇年代末期，經過卡夫斯（Philip K. Caves）醫師的建立與修訂，不斷由其他專家補強，才逐漸成為國際間大家共通的標準。

也由於心臟移植患者的存活率增加，越來越多的末期心衰竭患者得以等待腦死的病人捐出心臟，讓他們有重生的機會，為了使等待的機會能夠公平，美國成立了所謂UNOS（United Network for Organ Sharing），訂定腦死患者捐贈器官公平分配的機制，讓心臟移植的系統更有效率，也因此成為世界上從事心臟移植的國家得以奉為準則，建立屬於自己國家專用的制度。

所以，有關心臟移植的草創到現今的標準化流程，並非如當初巴納德醫師首例人對人換心後，在世界各大報紙的頭條那般光鮮亮麗、石破天驚，也沒有像「扁鵲換心」、「陸判換心」故事寫的那樣神奇、有趣，畢竟醫師要扮演起上帝、主導生死的角色，套句卡通影片《網球王子》的主角越前龍馬所說的：「還差得遠呢！」

德國的麻煩

每當寒流來襲的時候，心臟科的值班醫師心情一定七上八下，因為不知道什麼時候會有急性胸痛的病人來掛急診，需要緊急冠狀動脈攝影加上氣球擴張術來救命，畢竟這是分秒必爭的工作，稍一判斷錯誤，延遲黃金治療時間，病患未來的命運可能就大不相同。

急性心肌梗塞的病人需要緊急的醫療照護，此時最緊迫而且有效的治療方式，就是「經皮冠狀動脈介入治療術」（又稱「心導管手術」，Cardiac Catheterization），將阻塞的血管打通。但是阻塞的血管恢復再灌流需要在很短的時間內進行，以搶救瀕臨死亡的心臟肌肉細胞，所以美國心臟學會在二〇〇五年就推行所謂Ｄ２Ｂ（door to balloon），此為病人從進入醫院時間（door）到血管被氣球打通（balloon）時間，希望能夠在九十分鐘內完成，除了能挽回病患的寶貴生命外，也能避免心肌持續壞死，造成心臟功能損害。

臺灣現在的病人非常幸福，因為有越來越多的醫院成立胸痛中心，朝美國心臟學會訂定的D2B標準前進，更有甚者，某些醫學中心超越了美國的標準，在短短的四十四分鐘內便完成D2B，因此還獲得美國心臟學會的認證，讓我國國旗圖案在美國心臟學會網站上與其他先進國家國旗一起飄揚。

急性心肌梗塞的病患能夠享受這樣的緊急醫療照顧，說起來不過是短短數十年的光景才建立起來的，但心導管檢查的概念從無到有，卻是源自一個被稱為「德國的麻煩」的弗斯曼（Werner Forssmann）醫師，他不顧眾人反對的瘋狂舉動開始。

心導管的概念，早在十九世紀就不斷有人提出類似的動物實驗或觀察，法國的生理學家伯納德（Claude Bernard）雖不是第一人，但卻是第一位把心導管的檢查做成有系統科學研究的學者，並且發明新的技術來施行，只不過在一八四四年他的實驗對象是馬而不是人；而弗斯曼是第一位把管子經由靜脈放進人的心臟內，而且那個實驗對象是他自己，不是別人，瘋狂程度好比漫畫裡的怪醫黑傑克。

弗斯曼是在一九二二年進入柏林腓特烈·威廉大學（Frederick William University）的醫學院就讀，當時他非常幸運，受教於兩位非常有名的生理學教授：費克（Rudolph Fick）和寇帕奇（Friedrich Kopsch）。當時的弗斯曼受到兩人的影響，「如何不用破壞性的方法，經由血管的方式到達心臟內」這樣的概念，一直深植於他的心中。

一九二八年，弗斯曼自醫學院畢業，申請到埃貝爾斯瓦爾德（Eberswalde）一家醫院的外科部服務，師事史奈德（Richard Schneider）醫師。在行醫的過程中，弗斯曼經常遇到的痛苦經驗是，臨床的診斷和死後的病理解剖結果不吻合。尤其是針對二尖瓣膜狹窄，沒有什麼好辦法讓醫師得知應該在何時開刀處理這個問題。這時的弗斯曼堅信，一定有什麼安全的方法，可以在不用全身麻醉且不影響胸腔壓力的情況下，到達心臟內，檢查各個心房、心室的壓力變化，以供醫師做為治療的重要參考。

在回顧了一些重要的醫學文獻後，尤其是馬瑞（Étienne-Jules Marey）經由馬的內頸靜脈所做的右心室壓力檢查，給了他一些靈感。他設計了一個安全的試驗，利用檢查輸尿管的導管，讓受測者只接受局部麻醉，把導管經由肘部的靜脈送到心臟裡面。

這個現在看起來稀鬆平常的醫療行為，在當時卻被認為是驚世駭俗、十分冒險的舉動，所以當弗斯曼把完整的計畫呈給史奈德時，立刻被回絕。但弗斯曼仍不死心，告訴史奈德他自己願意成為受試者，結果史奈德仍然不同意，因為他不希望弗斯曼受到任何傷害。

得不到長官支持的弗斯曼，決心硬幹到底。

他首先說服管理開刀房器械的護士迪岑（Gerda Ditzen）小姐，因為所有試驗用的工具和用品都是由她保管，更好玩的是，迪岑竟然同意做他的受試者。

在一九二九年夏日某一天，迪岑平躺在手術檯上，雙手被弗斯曼綁住，準備開始試驗。但顯然弗斯曼一開始就不希望迪岑蹚這灘渾水，他替迪岑左手肘打局部麻藥後，也隨後在自己的左手肘上注射同樣的藥物。

弗斯曼用刀切開自己左手肘的皮膚，找到靜脈，把導管插了進去，往心臟方向送了三十公分，而且暫時用消毒過的敷料貼住。由於他太會演戲了，以至於迪岑以為管子是插在她身上，直到弗斯曼替她鬆綁之後，她才知道受騙了。

隨後，身上還插著管子的弗斯曼和迪岑一起離開手術室到放射科，讓弗斯曼接受另一位護士小姐伊娃（Eva）的X光透視。其間弗斯曼的同事羅米斯（Peter Romeis）知道了這個瘋狂的試驗，跑來要阻止弗斯曼，可惜卻徒勞無功。

X光透視的結果發現導管並未達到心臟裡面，所以弗斯曼又將導管往前推了三十公分，確定到達心臟裡面之後，弗斯曼又照了一張X光片以資證明。

隔天，弗斯曼便把這張X光片展示給史奈德醫師看，這下子弗斯曼才能夠說服史奈德，繼續從事相同的人體試驗，而弗斯曼用自己當受試者的結果寫了篇論文，一下子就被德國的期刊接受。

受到了史奈德的鼓舞，弗斯曼得以繼續他的人體試驗，而且轉到柏林較大的醫院接受外科住院醫師的訓練，雖然得罪了一些人，讓他的人體試驗受挫，但是他又回到埃貝爾斯瓦爾德的醫院服務，利用顯影劑做了更多的動物實驗，當然也包含他自己又「親自下海」的九次心臟內導管檢查，於是弗斯曼獲得了空前的成功，被視為人類心導管檢查的奠基者。

一九三三年，弗斯曼在醫院結識了一位女醫師恩格爾（Elsbet Engel），並結為連理，但當時的德國規定，夫妻不能在同一家醫院上班，所以兩人雙雙去職，弗斯曼去了柏林另一家醫院，選擇了泌尿外科做為終身的志業。

雖然弗斯曼沒有再繼續研究下去，但由於他的刺激，很多醫師受到他的影響而投入心導管的試驗。在二次大戰後，歐美許多醫學中心紛紛成立心導管實驗室，弗斯曼這才驚覺，自己已放棄多年的夢想，在許多地方終於開花結果。

一九五六年，弗斯曼和另外兩位美國醫師李察斯（Dickinson Richards）和寇納（Andrew Cournand），共同獲得諾貝爾醫學獎，以表彰他們三人在心導管和心臟循環病理學的發現與貢獻。

弗斯曼剛接到獲獎的通知時，還一度拒絕瑞典頒獎單位的訪問，低調的他還是一如往常工作，連續開了三個病患的腎臟手術後，才在開刀房裡面接受醫院高層的祝賀。

弗斯曼的驚人之舉，抱著佛家「我不入地獄，誰入地獄」的精神，用自己的身體做試驗，開啟了人類心導管的先河，才有日後治療心肌梗塞的氣球擴張術甚至各種支架的發展，所以他能得到諾貝爾醫學獎的肯定，我認為是實至名歸。不過這種犧牲自己來完成試驗的醫師，在現今嚴謹的醫學研究環境裡，根本不會有機會發生，即使發生了，再好的成果也不允許被登上醫學期刊。

「德國的麻煩」給了「有麻煩」的病人得救的希望，這一條路雖然辛苦，但其價值卻是無可取代。

靠運氣的主動脈氣球幫浦

醫學和其他的科學一樣，總是在錯誤中學習，或者是在學習中發現錯誤，最終才找到解決問題的方法而獲得成功。但是，並非每一次新療法的突破與進展，都是依循此種模式，有時候「運氣」成分也參與其中。

以心臟科醫師治療心衰竭的法寶——主動脈氣球幫浦（ＩＡＢＰ，Intra-aortic Balloon Pump）來說，這個曾經幫助臺中市長夫人邵曉玲度過手術後難關的機器，它的發展就是個好例子。

自一九五〇年代開始，心臟生理學的發展，讓醫師更了解冠狀動脈阻塞的病因，於是很多團隊投入研究，希望能找到一些方法，在心臟舒張期的時候，增加冠狀動脈血流的灌注血壓，那個時候的主流方法是，把實驗動物下肢股動脈的血抽出來，再經由長長的管子，在舒張期引流到心臟的冠狀動脈裡。

不要說在那個材料科學與醫療工程學還在起步的時代，即便是今日，上述的方法仍會面臨到無可避免的血球破壞，或者細小管路送血不夠快的問題，想當然耳，要如何增加舒張期冠狀動脈的血流灌注壓，是一直沒有辦法突破的難題。

然而在一九六一年，在某次實驗室人員之間天馬行空的「鬼扯」下，把ＩＡＢＰ的研究帶往另一個不同的方向，間接促進了它的成功。

那一年，年輕的工程師多帕茲（Steve Topaz）剛從大學畢業，加入了克利夫蘭臨床研究實驗室的團隊，接受可夫（Jacob Kolff）博士的指導，他當時所在的部門是研發上述實驗中用以送血的幫浦。

如同我前面提到的，血球破壞和血流速度的問題無法克服，大家的共同想法就是不要去碰到血，可是又找不出解決的方法。直到有一天，某位研究人員在閒聊中說了個冷笑話：不然在實驗動物體內塞個氣球好了，因為充氣肯定比送血快，不用考慮到血的問題。

這不知道是在實驗室內的閒聊中第幾個可笑又無聊的想法，聽到的人大多不是很在意，唯有多帕茲聽到之後，把這想法告訴了在同一部門的茂羅普羅斯（Spyridon Moulopoulos）博士，他聽了這個怪點子後竟頗有靈感，想出了在主動脈內塞入氣球，配合心電圖的趨動，在舒張期充氣，暫時阻止心臟打出血流，使得舒張壓升高，藉以增加冠狀動脈血流灌注，於是當今ＩＡＢＰ的雛形就出現了。

茂羅普羅斯做了幾次動物實驗，探討此一裝置的可行性，並且發表在醫學期刊上，其他研究團隊也開始模仿並加以改良這個方法，於是抽血引流灌注冠狀動脈的方式也逐漸被淘汰。

但是克利夫蘭臨床研究實驗室當時醉心於「人工心臟」的開發，並沒有全力支持茂羅普羅斯的實驗，反倒是在紐約布魯克林邁蒙尼德醫學中心（Maimonides Medical Center）的康陀維茲（Kantrowitz）兄弟接續了ＩＡＢＰ的實驗。

康陀維茲兄弟的組合是當今醫療工程學的典範，哥哥亞瑟（Arthur）是工程師，而弟弟艾德里安（Adrian）是心臟外科醫師。他們改良了茂羅普羅斯的裝置，把填充氣球的氣體由二氧化碳改成氦氣，讓氣球的充氣與釋放的時間縮短，這樣的方法使得ＩＡＢＰ的運用變得更方便。

在歷經多次的動物實驗成功後，康陀維茲兄弟終於得到美國ＦＤＡ的准許，讓他們能夠在心因性休克，生命垂危的病患上，施行ＩＡＢＰ的人體試驗治療。

要知道，當時的醫療環境還是滿落後的，急性心肌梗塞除了靠強心劑讓病人自己熬過去外，實在沒有什麼特別辦法，不像現在有血栓溶解劑、氣球擴張術併支架植入，或者是冠狀動脈繞道手術等等。所以，ＩＡＢＰ在當時可視為幫病患度過難關的唯一裝置。

一九六七年六月二十九日，康陀維茲兄弟被緊急召喚到醫院，一位四十五歲的女性患者因為急性心肌梗塞而病危，當時的她可說是藥石罔效，即使是在高濃度的強心劑支持下，生命徵象仍然很不穩定。

康陀維茲兄弟立刻為那位女病患切開股動脈，裝上了ＩＡＢＰ以維持生命。沒多久，病患的血壓、心跳奇蹟似的恢復穩定，而且狀況是越來越好，每天都呈現穩定進步，最後竟然讓她熬過了這關，最後甚至移除ＩＡＢＰ，順利在兩星期後出院。

由於該名病患的成功，讓康陀維茲兄弟能夠接下來處理另外三個病人，不過這三個人運氣並沒有像第一例運氣那麼好，沒有一個病人存活：其中一人是因為氣球破了，再置換時來不及而造成死亡；另一人是用了ＩＡＢＰ沒有什麼效果，裝上不久便過世了；最後一個病人最慘，因為血管有問題，ＩＡＢＰ根本裝不上，所以也離開了人世。

這樣的結果讓康陀維茲兄弟所在的邁蒙尼德醫院承受了莫大的壓力。因為這家醫院不是財力雄厚的醫院，最後逼得該院的研究審查委員會「善意提醒」他們另謀高就。

不過危機就是轉機，康陀維茲兄弟的整個研究團隊因為哈特福基金會（John

A. Hartford Foundation）的支持，全部移往底特律的西奈山醫院（Mount Sinai Hospital），獲得醫院內研究審查委員會的支持而繼續ＩＡＢＰ的臨床試驗，而全美的其他團隊也群起仿效，最終讓ＩＡＢＰ的療效獲得肯定，得以成為心衰竭治療中的一個選項。

康陀維茲兄弟中的弟弟艾德里安，在一九九〇年一篇回顧的文章中指出，當年他在做ＩＡＢＰ的人體實驗中「運氣」真的不錯，要是那時病患存活的順序改了一下，或許他們的後果不會那麼好，而且ＩＡＢＰ的發展也不會那麼快、那麼好。

艾德里安寫這篇文章時，根據統計，在那近幾年，全世界每年都使用了超過七萬例的ＩＡＢＰ，以拯救生命垂危的病患。連艾德里安的哥哥亞瑟，在心衰竭臨死前，都用了ＩＡＢＰ維持了好一陣子。

讀完了ＩＡＢＰ的歷史故事，再看著每天我可能使用到的救命機器，我並不覺得運氣是左右成功的主要條件，因為沒有實力的人，即使運氣再好，也有用完的一天。

運氣，永遠只留給隨時準備好的人。

過氣的醫龍

相信看過日本的電視劇《醫龍》（*Team Medical Dragon*）的人，一定會被劇裡逼真的情節吸引。

這是改編同名漫畫所拍的電視劇，原作是永井明，而吉沼美惠擔任書中相關的醫療顧問，最主要的作畫者是乃木坂太郎，而書中的場景則是圍繞著天才洋溢的主人公朝田龍太郎為首的心臟外科手術團隊的熱血事蹟，並對日本醫療系統的陰暗面，特別是醫院人事升遷的關係有所批評。

而日本富士電視臺為了讓《醫龍》看起來更逼真，特別花了好幾千萬，在攝影棚內蓋了一個如假包換的手術室，讓男主角坂口憲二開起了驚心動魄的心臟手術，算是劇中的一大賣點。

另一個讓觀眾比較有興趣的，我想是劇裡描述「醫療界內鬥」的戲碼。

為什麼會有如此的效果？我覺得是「醫師」這個職業的關係。因為在穿上白袍後，工作所賦予醫師的神聖使命，讓醫師被視為是道德上不能有瑕疵的行業，所以一旦被發現他們和正常人一樣，盡幹些狗屁倒灶之事，自然會讓觀眾為了滿足好奇心而一路看下去。

不過，這部漫畫或劇集裡最吸引我的，不是上述那些我提到的部分，而是劇中那個被高度神話的手術：巴提斯塔手術（Batista Procedure, Batista Operation）。

巴提斯塔手術是巴西的一位知名的心臟外科醫師獨創的手術，中文可以翻譯做「左心室減縮整型手術」，原理很簡單，就是將已經膨大的心臟，用外科手段移除一部分的左心室組織，幫心臟「瘦身」，藉以減輕負擔。

巴提斯塔（Randas Batista）醫師會有這樣的想法很簡單，就是為了那些苦於「擴大性心肌病變」的患者，這樣的病人心臟會莫名其妙越來越大，心臟功能反而越來越愈差，最後因為心臟衰竭而死亡。

幾乎沒有什麼治療方式可以阻止這類病人病情的「惡性循環」，除了服用藥物控制來試圖減緩症狀外，一旦心衰竭的狀況越趨嚴重時，大概只有走上心臟移植一途了。

問題是，器官捐贈來源短缺一直是心臟移植無法突破的罩門，永遠都是「僧多粥少」，等待換心的人數往往是心臟捐贈者的好幾倍，所以巴提斯塔醫師會有這樣的發想與嘗試自然也不難理解。

巴提斯塔醫師一九九四年提出這樣的嘗試時，剛開始的確引領了不小的風潮，因為手術的概念與成績不錯，成為全世界心臟外科給擴大性心肌病變的患者重要的選項之一。除了能夠減緩他們的症狀，延長壽命外，患者需要接受心臟移植的時間也可以延後。

因為發明這樣的手術，巴提斯塔醫師不僅榮登一九九七年《時代》雜誌及美國有線電視當年十五個「醫藥英雄」（Heroes of Medicine）之一，他的名字甚至還刻在希臘科斯島（Kos，西方醫學之父希波克拉底曾經在此行醫、講學）的一塊紀念碑上。

很多世界上著名的醫學中心群起效法，但是在幾年以後卻發現，巴提斯塔手術在出了巴西之外，並沒有像巴提斯塔醫師講的有那麼好的療效，所以在不到十年的時間，有如鍍金的獎杯漸漸褪色，被摒棄在擴大性心肌病變治療的正規選項以外。

不過巴提斯塔醫師卻在一個國家——日本，獲得了掌聲與溫暖。

首先是在日本神奈川縣的葉山心臟醫學中心，有位須磨久善醫師仿效了巴提斯塔醫師的做法，結果甚至是比原作者還讓人驚豔；而且如果瀏覽日本著名的醫學中心的資料，會發現幾乎有名的心臟外科醫師都有巴提斯塔手術訓練的背景；

其次是巴提斯塔醫師在日本舉辦了此手術的研討年會，還舉辦了好幾屆，這可是大師級才有的待遇；另外，日本的財團「德洲會株式會社」，還替巴提斯塔醫師在巴西巴拉那（Paraná）州的首府阿普卡拉納（Apucarana），蓋了全拉丁美洲最大的心臟專科醫院。

回顧這段歷史，也無怪乎《醫龍》把巴提斯塔手術視為是一種難度很高的手術，主角朝田龍太郎被描述成一位用手摸，就可以知道要切割掉多少心臟左心室肌肉的精確數字之高手，而他的成功與否，也牽涉到明真大學副教授加藤晶是否能完成晉身為教授的關鍵——永井明創作此一漫畫的時期，正是巴提斯塔醫師在日本被奉為大師的同一時間。

如今巴提斯塔手術已經和其他過時的外科療法一樣，沒有人會再去刻意說它的對與錯，只剩下巴提斯塔醫師本人和一些少數的支持者，仍然持續零星地發表著論文，不若當初巴提斯塔醫師開始實施這樣手術那般一窩蜂。

醫學上有很多類似的療法，在時間的考驗下，消失湮滅在歷史的洪流中。有的只有曇花一現，像巴提斯塔手術一樣，沒多久就被淘汰；有的被錯誤的觀念引導，可以屹立千年而不動搖，像是目前只針對所謂紅血球過多症（polycythemia）才做的治療：放血。

放血療法的歷史非常長，據人類學學者研究，至少有超過三、四千年的歷史，可以一直追溯到新石器時期。以前的人認為，生病是由於惡魔附體，要治病就應該把體內的惡魔釋放出來，放血就是一種釋放惡魔的方法；就連被稱為西方醫學之父的希波克拉底也把它和發汗、催吐等都視為是平衡體液的方法，為放血療法提供了最早的醫學依據。以後的西方醫生在此學說的基礎上大力提倡放血療法，病情越嚴重，放血就越多，根據病人的年齡、體質、季節、天氣、地點、發病器官等等構建了一套非常複雜的放血療法體系。

在中世紀的歐洲，放血療法變得更加流行，成了幾乎所有疾病的標準療法。不過，醫生雖然建議患者放血，卻不屑於自己操刀，具體的操作交由理髮師來做，理髮師遂成了最早的外科醫生。有人說，從當時起沿用至今的理髮標誌「紅白條紋柱子」，其實就是放血療法的廣告——紅色代表血，白色代表止血帶，柱子代表放血時病人握著的棍子。

放血療法在十八世紀末、十九世紀初達到頂峰。這時候，放血不僅被當成包治百病的療法，而且還成為保健的方法，許多健康人也定期放血。不過，到了十九世紀中葉，隨著現代醫學的興起，放血療法的有效性和安全性越來越受到質疑，放血療法逐漸走向沒落，進入二十世紀後在西方就很少見了。

我不願把巴提斯塔手術和放血等同觀之，認為是醫療史上一種嘗試錯誤的作為，如果從他治療病人的本意來看，其實出發點都是一樣的，不過兩者的命運殊異，只是因為現在對於醫學研究越趨嚴謹，沒有證據便無法服眾，不若科學不昌明的黑暗時代，隨便什麼理由都可以糊弄人。

要是你看到這兩個例子而有所失望的話，可能就落入王羲之在〈蘭亭集序〉中說的那種「後之視今，亦猶今之視昔」不必要的感傷情緒了。不容否認的，我們撿了現成的便宜，在時間的考驗下，知道以前什麼是錯的；不過，在相對的條件下，我們也享受了許多前人嘗試錯誤後的甜美果實，實在沒必要覺得吃了什麼虧。

最新療法其實不新

每當醫學界有最新療法問世時，不管和心臟外科有無關係，病患總是會在門診時逮到機會就天南地北亂問一通，希望經過我醫師專業的認證，解決他們心中的疑問。

對於這樣的問題，我的意見會分為兩個部分：不屬於我的專業——心臟科方面的最新療法，我會告訴他另請高明；屬於我專業的部分，我才會就重點給予評論。

但是不管答案如何，我一定會告訴病患一個很重要的觀念：希望他們能在這樣「最新療法」的報告裡，找出它的年紀，看這樣的療法有多「老」了。因為現今的環境裡，任何最新療法除了要符合相關醫療法規外，更要遵循醫療的倫理規範，簡單講，就是要經過一段時間的嚴謹人體實驗，證明確實有療效之後，才能得到認可再公諸於世。

所以，當今的最新療法，如果是拿藥物來講，可能動輒是五、六年前的老觀念，但如果牽涉是一種創新的手術方法，可能需要更長的時間淬煉，才能被「生性多疑」的外科醫師接受，進而變成常規的方法。

在這裡，我想說的是法國心臟外科醫師卡本提耶（Alain Frédéric Carpentier），也就是當今醫界公認心臟外科「二尖瓣修補手術大師」的故事。

在一九六〇年代末期左右，卡本提耶醫師在法國巴黎的布魯塞斯醫院（Hopital Broussais）開始了「二尖瓣修補手術」。所謂的二尖瓣，是心臟內間隔左心房和左心室的瓣膜，是一個維持著心臟內血流的「單向閥」，要是出了問題，心臟的血流容積便會過多或過少，造成病患的心衰竭症狀。

當時的心臟外科仍處於起步的階段，對於壞掉的瓣膜是以置換為主流，醫師的選擇有豬心製作的「組織瓣膜」和人工材料做成的「機械瓣膜」。但不管是「組織瓣膜」，或者「機械瓣膜」，都會面臨耗損的問題，換了以後誰也不敢保證會不會再壞掉，所以有很多醫師嘗試不置換瓣膜，以修理的方式取代，讓病患本身瓣膜的壽命延長，希望能延後瓣膜置換，甚至讓病患藉由這種方式，這輩子能夠不必置換瓣膜。

卡本提耶醫師雖然不是修補瓣膜的發明者，卻是抱持著上述的想法，第一位大規模施做此一手術的心臟外科醫師。經過十幾年的努力，時間證明他替病患設想的用心是正確的，他把這些令人驚豔的成果投稿到知名的期刊，也被接受刊登，慢慢引起主流醫界（當然是指美國）的重視。

一九八三年，卡本提耶醫師以貴賓身分受邀到第六十三屆美國胸腔外科醫師年會發表演說，主題就是「心臟瓣膜的修補」。對著全世界優秀的心臟外科醫師發表自己十多年的研究成果，這對一位美國境外的學者而言，是何等的殊榮。

不過卡本提耶醫師有著法國人特有的傲氣，他在會場上報告修補瓣膜的方法叫「法式修正術」（French Correction），不忘提醒世人：他是個法國人。

如果你以為卡本提耶醫師的理念很快就被世界各地的心臟外科醫師所接受，那你就大錯特錯，他只是藉著這次演講的機會，讓世界各地的醫師知道他的堅持是對的，在治療心臟瓣膜疾病的主流裡，他的影響還是很有限。

接著他受邀到美國紐約的西奈山醫學中心（Mount Sinai Medical Center）當訪問學人，繼續推廣他的理念。慢慢的有越來越多醫師接受他的想法，修補心臟瓣膜的潮流逐漸能與置換瓣膜的勢力分庭抗禮。

卡本提耶醫師的路又走了十幾年，終於在二〇〇〇年起開花結果，除了接受了幾個醫學會的表揚，稱許他致力在心臟外科手術的發展外，二〇〇五年美國胸腔外科醫學會更稱讚他是一位世界上「重要的醫療慈善家」，他的基金會在越南成立了一家醫院，造福「心臟瓣膜」有問題的病人，他的越南學生每年大約替一千位病患施行開心手術；他同時也在非洲的十七個國家幫忙設立心臟專科醫院。

二〇〇六年美國心臟醫學會終於把二尖瓣修補術列為首要選擇，列在置換瓣膜的前面，做為治療的準則，離卡本提耶醫師開始這方面的研究已經超過四十年了。

本人曾有幸在二〇〇九年參加了卡本提耶醫師的越南學生潘（Phan）醫師，在越南胡志明市心臟研究所（Heart Institute）舉辦的心臟二尖瓣修補手術訓練課程，這是由卡本提耶醫師基金會所成立的醫院，專門服務越南境內貧窮的心臟病患者。

這家醫院是卡本提耶醫師在亞洲唯一成立的心臟二尖瓣修補手術訓練醫院，而且已經成立了十多年了。你可能會問，為何他沒有在東京、首爾、香港或臺北成立類似的機構？前面說過，卡本提耶醫師有法國人獨有的傲氣，他成立醫療機構的十八個國家，都是法國以前的殖民地，簡單講，就是當地的醫師還聽得懂法語的國家。

我在那裡和亞洲其他國家的醫師參加了大約是兩星期的訓練課程，潘醫師和他的老師卡本提耶醫師不一樣，很樂意用英文教其他國家的醫師心臟二尖瓣修補手術的技巧，繼續在亞洲推廣老師的理念。

心臟研究所的設備非常破舊，臺灣任何一家綜合醫院看起來都比它新穎、美觀。很難想像，每天上班的時段，數以百計的窮苦民眾，帶著家中患有心臟疾病的親人來就醫，把狹小的院區擠得水洩不通。

在那裡的兩個星期，我穿梭在老舊的建築裡，看著潘醫師神乎其技的展示各種心臟瓣膜修補的手術。雖然世界上已經有人修改過卡本提耶醫師的方法，而且做的成績也不錯，但是潘醫師仍然使用著將近五十年前，他的老師所使用的技術。

所以，醫療並不像3C產品，隔

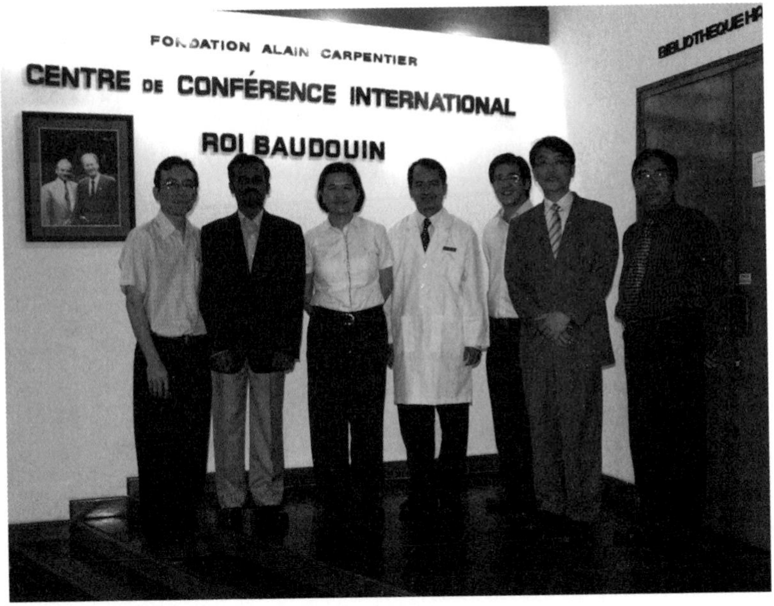

筆者（右二）和潘醫師（中）及亞洲其他國家來胡志明市心臟研究所受訓的醫師合影。背景的牆上有卡本提耶醫師來越南指導時所留下的照片

一段時間就有令人目不暇給、眼睛為之一亮的新產品或新療法問世。如同卡本提耶醫師在心臟瓣膜修補技術上的故事告訴我們的，所謂最新療法，這個「新」是「歷久彌新」的「新」，經不住時間考驗的做法，慢慢會被淘汰。

因此，下一次看到任何有關「最新療法」的醫療新聞時，不要忘了，要多看一點，看看它是經過多少時間與病患的考驗，看它如何用數據來說服我們，這種療法的深度和廣度是如何被大多數的醫師所接受，而不要單被花俏的標題所影響了。

Part 4 眾生

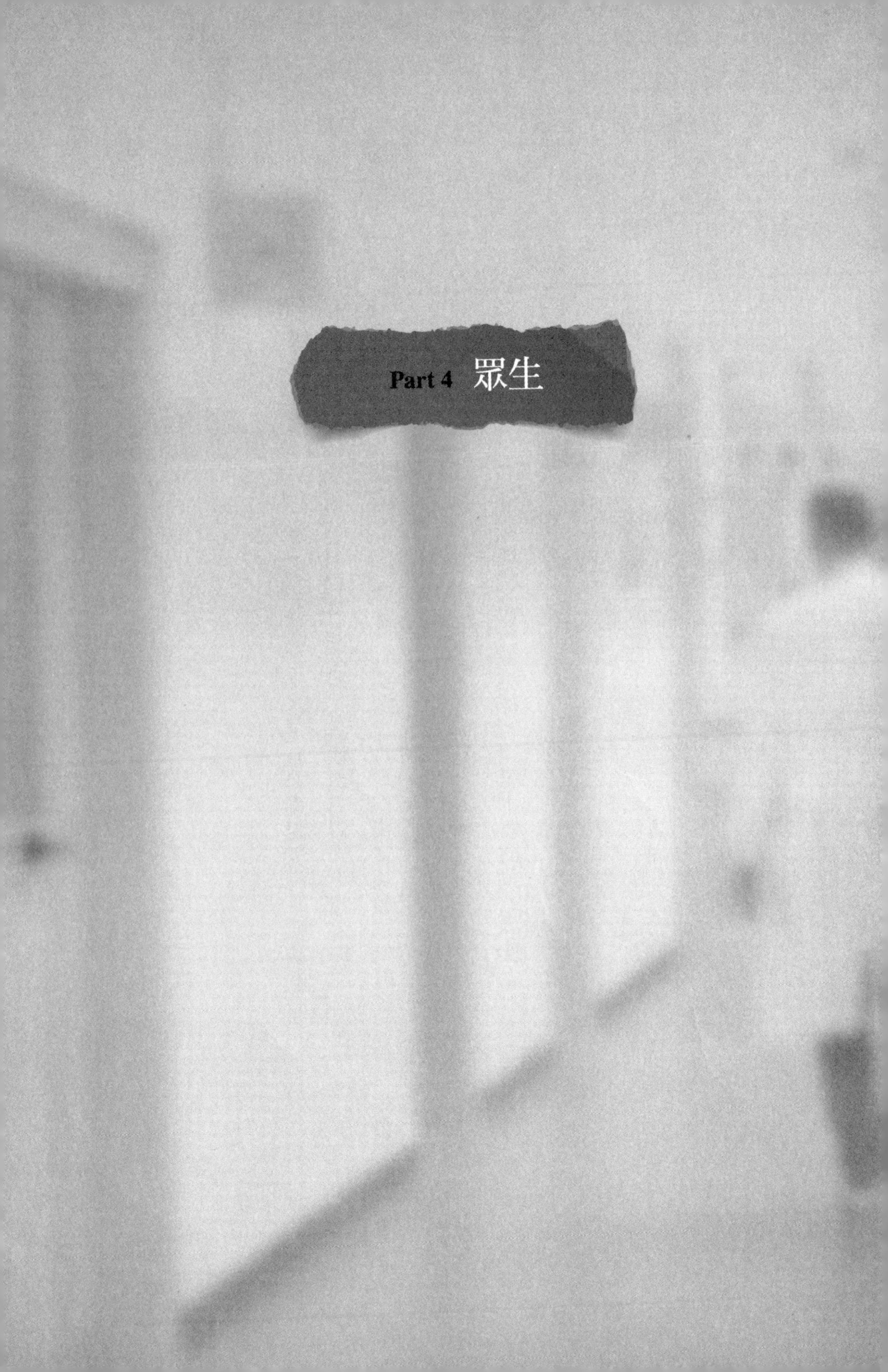

初體驗

每一位外科醫師的養成教育大半都充滿艱辛磨難，尤其在剛起步時，就像是嬰孩般歷經牙牙學語、蹣跚學步的尷尬與青澀的階段，即使是名滿天下的大國手大概也不例外。不管是完美的或是慘痛的記憶，所有的過程與結果通通會跟隨著他一輩子。

我從來沒有忘掉自己很多的「第一次」。

我第一次拆線時雙手劇烈發抖，宛如帕金氏症發作，粗得可以釣魚的縫線，竟然常從我的鑷子下逃開，如今看起來是反掌折枝的工作，當時好似比登天還難；第一次縫合皮膚，雖然只有短短不到五公分的小腿撕裂傷，我卻處理了二十幾分鐘，原因是站在對面的學長不停地剪掉他認為不滿意的縫線，兩個醫師在病患的身上演出「你縫我剪」的耐力比賽，為的只是要病人傷口的平整與美觀；第一次處理闌尾炎（即俗稱的盲腸炎）時，我像劉姥姥進大觀園，看不出個所以然，在肚皮小小的傷口裡東拉西扯，光為了要找出闌尾，差點就把腸子拉裂，把帶我開刀的主治大夫嚇出一身冷汗……。

太多的初體驗現在回想起來，彷彿像是昨日一般歷歷在目：有些讓我得意，有些讓我懊惱，偶而也讓我哭笑不得，但有一部分是要我知所警惕，引以為戒。其中最難忘的，是我第一次執行的「包皮環切術」，一個看似簡單，卻要十分小心止血的手術。

病患是一個年輕力壯的海軍陸戰隊阿兵哥，本身有包皮過長的困擾，但事實上並沒有達到一定要處理的標準，可能是貪圖當兵手術不用錢，抑或是想利用開刀後可以逃避操課，他竟在門診苦苦哀求主治醫師為他動刀——然後他就成為總醫師用來激勵我成長的機會。

這樣的手術，我已經當過很多次助手，主刀還是第一次。我仍記得手術的前一天晚上，我還賴著學長分享心得，在自以為學到很多不傳之祕之後，我才心滿意足地上床睡覺。

手術是出乎意料之外的順利。當助手的總醫師看到完工後的成品時，不禁嘖嘖稱讚，而病患看到自己的那話兒被修剪到能揚眉吐氣時，心中的感激自然是溢於言表，什麼噁心與逢迎拍馬的形容詞傾巢而出，如滔滔江水綿延不絕，讓我當時是樂不可支。

不過可能是病患太滿意這次手術，或是他太輕忽自己的那話兒，開完刀後他就騎著心愛的野狼一二五快樂返回營區，但是在經過一夜苦痛的煎熬後，隔天這位倒楣的戰士就回來掛急診。

當我被泌尿外科主治大夫緊急召回急診室時，我簡直不敢相信親眼目睹的慘狀：陸戰隊兄弟的寶貝已經腫到有如番石榴——還是那種過熟要爛掉的番石榴，而且原先完美無瑕的傷口竟滴著涓涓血水，我真的嚇呆了，可是最慘的人並不是我。

帶著我動刀的總醫師私下被主治大夫罵到狗血淋頭，一旁的我面若死灰，靜待另一場可怕的風暴到來，但是他顯然不願針對我，根本沒有想到要責備我，事情的追究只到總醫師為止。

最可憐的是病患，他一面握著自己傷痕累累的寶貝，一面還要接受主治大夫的嚴厲訓斥。千錯萬錯，都錯在他接受手術完之後，不應該立刻騎著野狼一二五回到部隊，讓傷口受到震動才會造成出血；千錯萬錯，都錯在他的傷口都已經流血腫起來了，為什麼還沒有第一時間來掛急診，延誤治療先機；千錯萬錯，都錯在他只是包皮過長，為什麼硬要醫師替他開刀處理……。

病患不好意思的簽下手術同意書，進開刀房再做一次清創手術，沒有人要我幫忙，我只能心懷愧疚的望著病患孤單離去的背影，不知道該說什麼。

總醫師並沒有把怨氣轉嫁到我身上，甚至在多年後我向他提起這件塵封往事時，不知是有意或無意，他說早已忘得一乾二淨，不過我認為這只是他的推托之詞。我不敢忘掉，它一直深深烙印在我的心底，不是痛苦，沒有悲傷，抑或是有任何的僥倖，它是血淋淋、充滿現實的一課，而當我現在有幸成為主治大夫以後，我終於能漸漸體會他們的心境，就像莘莘學子一樣，往往繳學費的不是本人，而是他們的父母或長輩。

可是有時候，外科大夫的第一次，最緊張的不是自己，反而是站在對面的指導者，好比我的第一檯開心手術，是在老師厲聲叱責、滿身大汗中完成的。

病人是個年輕女性，是一位先天性心房中膈缺損的患者，簡單說，就是心臟的左、右心房中間有個破洞，通常心臟外科醫師只需用比洞大一些的人工墊片縫補起來即可，算是一個入門的手術，對當時的我來講，這樣的常規手術，要我來擔任第一助手，簡直是再熟練不過了，說誇張一點，我還可以閉著眼睛幫忙，但如果是我來主刀，那可就另當別論了。

站在對面指導的主任顯然比我還要緊張，一進門就抱怨開刀房的冷氣不夠強；接著又嫌刷手、遞器械的護士小姐帽子沒戴好，頭髮不小心露了出來，可能會造成不必要的傷口感染；麻醉醫師也被罵不堅守崗位，到處亂跑；可是，遭受最猛烈砲火襲擊的人是我。

一開始，他就很不滿意我剪下來要使用的人工墊片，說它太小了，自己又重剪了一片，然後在手術當中，不是挑剔我縫線的速度太慢，就是嫌我出針的方向不對，要不就是抱怨我彎腰駝背，趴在手術檯上開刀，可能會汙染手術無菌面……差一點他就要把我手中的器械搶過去自己做了。

我被罵慌、罵昏了，好像被手術燈晒到中暑一樣，一個短短五分鐘可以補好、直徑不到三公分的破洞，竟然花了我將近半個小時。我的心如同果菜機般翻攪，五味雜陳，平日和藹可親的學長，此時像極了張開血盆大口，撲向獵物的猛獸。

好不容易完成了手術，我早已汗流浹背，全身溼透。主任倖倖然離開手術室，留下幾乎被榨乾的我慢慢做著止血、關傷口的工作，沒有人敢開口跟我交談，說什麼安慰我的客套話，現場很安靜，就連針掉在地上的聲音似乎也可以聽見。

有人可能會覺得這件事讓我很難堪，對我是個不得了的重創，事實上，我一直都不這麼認為，我反而把這件事當成是最難忘的一課，正因為有老師實事求是的精神，才能督促著我們要求自己，把自己訓練得更好，以免日後有所差池，不僅害了病人，也害了自己與自己的學生。現在的我，漸漸也開始帶領著一些年輕的住院醫師從事基本的手術，看到他們有如看到以前的自己，我努力放寬自己的心情，試著把他們一步步拉向正確的軌道，希望能做到自己、病人和新進醫師之間「三贏」，不要辜負老師的教誨。

俗話說「萬丈高樓平地起」，每一個外科大國手都是在反覆的要求下成長茁壯的，任何第一次的手術雖然不是最重要，但大多都是畢生難忘的經驗，有人在淬煉下好比鳳凰般浴火重生，勇往直前，有人可能因承受不住壓力而不知如何走下一步。

世界上第一位成功使用體外循環機，讓心臟暫時停止跳動以修補心房中膈缺損的吉本（John H. Gibbon Jr.）醫師，只完成了幾檯開心手術就打退堂鼓，離開心臟外科的手術檯，轉而專心投入研究工作，他初體驗的成功，並沒延續下去；心臟外科大師利勒海醫師，沒有因為第一次修補心室中膈缺損失敗、病患死亡而退縮，反倒是再接再厲，開創了很多心臟外科手術的先河，立下不少重要心臟手術的基礎，更難能可貴的是，由於他的努力與發明，心臟節律器得以蓬勃發展，造福了千千萬萬個心臟跳動有問題的患者；還有史丹福大學的湘威醫師，並沒因為南非的巴納德看了他的動物實驗之後，剽竊他的創意，搶先做了第一例人對人的心臟移植而感到任何沮喪或氣餒，他還是孜孜不倦的努力，奠定了現今心臟移植手術的根基，湘威醫師也被奉為「心臟移植之父」，而巴納德「搶頭香」的初體驗，並沒讓他獲得大多數醫師的尊敬。

所以，外科大夫任何的「初體驗」都不是主要的課題，重要的是，他要能在反覆的壓力與嚴苛的要求下，不斷努力、不斷成長，當拿起手術刀時，有「一夫當關，萬夫莫敵」的氣魄，相信自己每次都能有最完美的演出。

故事的真相

二〇〇三年四月六日，當美國與伊拉克之間熱戰方酣，聯軍即將攻下巴格達之前，美國國家廣播公司的特派員布倫姆（David Bloom）卻在戰場上傳出噩耗。不過，他不是受到戰火牽連而身亡，卻是在離巴格達南方二十五英里處，猝死在隨著部隊移動的採訪車上。

這位三十九歲，正值壯年、前途一片看好的記者，最後證明其死因是「肺動脈栓塞」，成因是下肢深層靜脈栓塞以後，栓塞的血塊順著血流經過心臟，卡在肺動脈開口，最後完全將它阻塞，使得全身血液傳送停滯，血氧無法交換而斃命。

通常，這類的病人都是長時間維持同樣的姿勢不動，尤其又在沒有補充水分的情況下，身體容易形成脫水而使得血液的黏稠度增加，於是血塊就會在下肢形成，造成了所謂的「下肢深部靜脈栓塞」（Deep Vein Thrombosis），終於變成危害生命的禍首。

要是你覺得這個叫作「下肢深部靜脈栓塞」，抑或是「肺動脈栓塞」的疾病很陌生，我告訴你，它和「經濟艙症狀群」（Economy Class Syndrome）是同樣的病，這個病你一定就聽過了吧！

「經濟艙症狀群」之所以會如此惡名昭彰，是源自於航空公司以利益為導向的座艙設計。為了能夠讓每架飛機塞進更多的客人，於是把經濟艙的座椅規劃得越小越好，也因此在長途的飛行中，乘客在此狹窄的空間裡懶得活動，就容易和布倫姆一樣步上死亡。

事實上不管座位是哪個等級，甚至是飛機以外的交通工具（如長途巴士、火車、公車等）或在劇場等場所，只要身處其中，長時間不活動的話，都會有同樣的危險性，所以有人以「旅客血栓症」（Traveler's Thrombosis）來通稱此一類的疾病。

不過，並不是全部有血栓的病人都會死，決定他們存活與否的重要因素就是血塊是否聚集夠多，阻塞肺動脈的血流向左心室；如果血塊只是阻礙了部分肺動脈，病患只會感覺到氣喘、呼吸急促；更輕微的，要是血塊沒有移動，而存在下肢深層的靜脈裡，病患只會腳腫而已。

所以，要造成「肺動脈栓塞」，必須要有「下肢深層靜脈栓塞」為因，但若只有「下肢深層靜脈栓塞」，則未必會有「肺動脈栓塞」的果。

至於為什麼人容易產生血栓？其實在十九世紀的時候，一位德國的醫師菲爾紹（Rudolph Virchow）就提出了三種情況容易造成血栓症，教科書裡把這三種情況統稱為「菲氏三合症」（Virchow's Triad）。

第一個形成血栓的條件是靜脈血流速度降低。除了上述所說的，因為長時間乘坐交通工具造成的下肢血流趨緩以外，其他不管是外在的、或病患本身因素造成的長時間不動作，也屬於此一原因的範疇。例如中風的病人，因為意識不是很清楚，無法自主運動，長期臥床的結果，容易產生血栓，而且由於這類的病人不會表達自己的疼痛與不舒適感，所以發病時容易被忽略，向醫師求助時多已拖了一段時日。另外一種例子是接受長時間手術，或者是手術完之後，無法好好伸展運動的病人。像是置換關節的手術，因為開刀後不能活動筋骨，加以傷口疼痛，病患常躺在床上懶得動，因此會產生下肢的血栓。

第二個形成血栓的條件是靜脈的血管壁受到傷害，這樣的情形多半發生在病患的下肢受到損傷。譬如骨折發生時，患者不只是骨頭有碎裂，連帶使得骨頭旁的靜脈被拉扯、撕裂，造成血管壁受傷而讓血栓產生。有時候不見得要像骨折那樣強烈外力的損傷，才會影響到血管壁的完整性，要是下肢受到細菌感染，也會讓靜脈血管受到破壞，容易形成血栓。

第三種形成血栓的條件是身體凝血功能的改變，而此凝血功能的改變也可以分為內因性或外因性。

內因性指的是病患身體內的自發性因素誘發了血栓的形成，例如患者缺乏凝血酶原（Ｃ蛋白、Ｓ蛋白等等），加上前述兩個血栓形成的原因出現，就很容易讓身上產生血栓；又或是罹患癌症的病人，目前不知道什麼緣故，也常常莫名其妙在身上冒出血栓。

外因性最常見的是患者服用藥物造成。臨床上曾被美國ＦＤＡ提出警語的是「女性賀爾蒙補充劑」，這類藥物常使用在有「停經後症狀群」的女性病患，雖然不是很多，但有一定比例的服用者容易產生下肢血栓症。

所以，教科書上談到「下肢深層靜脈栓塞」時，有一大部分是要醫師注意這個疾病造成的原因，循著菲爾紹醫師的思路，找出潛藏在病患血栓形成背後的源頭。因為如果沒有找出這背後的因素，即使治療好了這次，也難保不會有下次的發生。

為什麼我要花這麼一大段篇幅來解釋，因為這輩子我第一個診斷出「下肢深層靜脈栓塞」的患者，就讓我有很深的體悟。

那一年我還在南部某醫院服務，有一天院長突然呼叫我，希望我盡快到急診室去看他的母親。

院長的母親已經八十多歲了，因為左下肢腫痛，漸漸無法走路，於是被送到急診室就醫。

躺在病床上的院長媽媽看起來氣色還是很好，仔細詢問了病史以後，才知道她的左下肢在五、六天前開始慢慢腫脹，本來還可以走路，但是今天早上醒來後卻舉步維艱，還伴隨有些氣喘，需要人攙扶才能行動。

她雖然已經八十幾歲了，可是並沒有什麼特別的病史，除了有點高血壓需要藥物控制外，基本上很少到醫院看病。

在我檢查之後，臨床的經驗告訴我，她應該是一位「左下肢深部靜脈栓塞」的患者，而隨後的下肢靜脈攝影也證實了我的想法，因此和院長討論之後，我就請她住院治療。

由於病史上發現她的病程不到一星期，而且核子醫學和電腦斷層的報告顯示，部分的下肢血栓已跑到肺動脈去了，所以我就大膽使用了「血栓溶解劑」Urokinase 治療，以避免血栓完全將肺動脈阻塞，造成致命的危險。

治療不到一個星期，院長母親的病情就獲得很大的改善，不只喘氣不見了，左下肢腫痛也恢復正常，院長看到她日漸好轉，心頭上一塊大石落了地，慢慢露出了難得一見的笑容。

但我的想法卻和院長不一樣。

因為這幾天住院期間，我依著菲爾紹的思維，安排所有檢查，包括腫瘤指數、凝血酶原、胸腹部電腦斷層等等，除了肺動脈找出些許血栓外，其他的都沒有任何異常發現。

我向院長解釋了所有的結果，雖然他鬆了一口氣，但我還是說出了我的憂慮。因為我認為院長母親的病情就像長篇故事一樣，目前只是告一段落，還未到完結處。也就是說，我還查不出造成她下肢深部靜脈栓塞的原因。

我的憂慮在半年後得到了答案，院長母親在解了一陣子黑便後，再度被送回醫院來，這次就發現她罹患了大腸癌，而且有些局部轉移的現象。她因此接受了手術，又在之後安排了化學治療。

每種疾病在人的身上，就如同一篇故事，映入眼簾的線索都是醫師幻想結局的資料，有時令人期待，因為醫師胸有成竹；有時令人憂心，因為醫師找不出頭緒；有時會讓人扼腕，因為病人在沒給答案前就撒手人寰。

醫學的迷人與苦惱，就在這種類似「尋道」的過程中，因為努力與收穫不見得成正比。迷人的是，在近似絕望時，發現了「柳暗花明又一村」；苦惱的是，以為自己成功了，卻落得「出師未捷身先死，常使醫師淚滿襟」的情況。

不過，這些成功與失敗的種種，都是刺激醫師前進的動能！

高醫師的椅子

高醫師有天在急診室的外傷處理區縫合病患傷口時，心情非常煩躁與不悅，因為他找不到自己專屬的座椅，別的椅子坐不習慣，所以只好站著做事，等到他處理好病患傷口以後，已經是腰痠背痛了。

身為急診室最資深的主治大夫，高醫師的特權就是用公帑買了一張柔軟的座椅，讓他能在處理病患的傷口時，舒服地坐著操作，即使需要長時間清創、縫合，都不至於影響他曾經因為椎間盤凸出而動過手術的腰。

因此，在處理好病患後，怒氣沖沖的高醫師去找護理長理論，沒想到還被護理長酸了一下：「高大國手，您的『龍椅』已經被檢察官扣押，當呈堂證物了啦！」

原來，急診室前一天晚上處理一個因為鬥毆而造成顏面撕裂傷的病患，當病患躺在手術檯接受縫合時，他的仇家突然闖入，在診療室找不到可以攻擊的器物，看到閒置在一旁的「高醫師專用椅」，不分青紅皂白，便把它拿起來砸向躺著的病患和處理病患的外科值班大夫，造成兩人不同程度的傷害。

最後在醫院駐院保全和其他醫護人員的幫忙下，才將行兇的犯人制伏，交由隨後趕到的警網帶走，結束了一場鬧劇，而行兇的椅子也被扣押當成證物。

高醫師是我醫學院的同學，他向我講述這個令人啼笑皆非的故事時，正是某醫院林醫師將急診室暴力事件提出來，要申請釋憲後沒多久，整個醫療界沸沸揚揚，連署支持這個提案的時候。

我問高醫師的意見，他只是淡淡地回應，覺得林醫師的提案是雷聲大、雨點小，他所重視的醫護人身的安全訴求，以主管機關的邏輯，到最後一定會有不同的解釋。

高醫師的論點是，這種急診室暴力是常見而且避免不了的，會造成今天的現象已經不是法律問題，而是人情世故的問題了。

高醫師的講法是正確的嗎？臺灣沒有大規模的研究顯示急診室暴力的嚴重程度，讓我提供一些美國和加拿大的數據給大家參考。

根據美國勞工部的統計，從西元一九八〇到一九九〇年間，有二十六名醫師、十八名護士、二十七名藥師、十七名護佐和其他十八名醫療相關部門的工作人員在醫院被殺害；另外一份由國際醫療照顧安全協會發布的資料也指出，在美國和加拿大二百二十一家醫院的統計，西元一九九五年這些醫院共發生了四十二件謀殺、一千四百六十三件暴力攻擊、六十七件性侵、一百六十五件搶劫，另外還有四十七件持械搶劫，而其中在急診室所發生的暴力攻擊事件最多，共有三百八十四起，而謀殺案件在急診室也有八例。

上述的案件大抵是歸類在「醫院暴力」的事件中，而急診室因為病患的病情較嚴重且須立刻反應，自然糾紛多，暴力事件也多。

如果你認為我引用的資料比較老舊而不具參考價值，那你就錯了，二〇一〇年在美國巴爾的摩有名的約翰·霍普金斯醫院，有人持槍入侵，造成一人死亡和一位醫師受重傷；而在這件事發生前不久，針對急診室的護理人員的訪查顯示，有超過一半的護理人員在急診室曾受過暴力威脅，而其中有十五%曾經受傷。

我想說的是，醫院的急診室並沒有因為它是救人的地方而變得神聖，神聖到類似羅馬帝國的神廟，進入之前要解除武裝，保持內心平靜肅穆，不得有褻瀆神明的行為；相反的，它也是人類社會的一部分，也是生活縮影的一部分，自然不能躲過犯罪的侵擾，尤其在裡面的工作人員屬於相對的弱勢——一種因為職業而被「愛心化」、「神聖化」的弱勢。

至於高醫師講的人情世故問題，我們的觀點是一致的，那是法律層面無法顧及的。要知道醫院大都是抱著息事寧人的態度，多一事不如少一事，如果醫院到最後逼得要和病人對簿公堂的話，不僅浪費寶貴的時間和人力，一旦醫院告上法院，整個社會對其更會有負面的觀感，民眾會覺得本該救人的地方竟然小題大作，大砲打小鳥，為什麼不庭外和解就好了？除非整件事是到了人神共憤、令人咬牙切齒的地步。

至於人身受到傷害的醫療人員呢？只要不算太大的傷害，多數的人不想、也不便上法庭，畢竟在白色制服的包裝下，不管是自己或是別人對你的要求，都已經超過常人的標準了，貿然向施暴者討回公道，到頭來除了面對冗長的訴訟外，還要面對施暴者可能的報復。

所以，對於被施暴的林醫師撤銷了告訴，我一點也不感到意外。高醫師對於用他椅子砸人的暴力事件的感想則是：「算了，沒有死人，就四四六六和解好了。」這應該也是大部分沒有受到太大傷害的醫療從業人員最卑微的想法吧！

而我的想法比較單純，法律案件就應該透過法律的方法來解決，而這樣的解決應該要符合比例原則。像是最常見的酒駕問題，即使喝酒開車沒撞到人，血中酒精濃度達一定標準以上，就觸犯了公共危險罪，要函送法辦；攻擊人民的保母警察，不管有無受傷，也要以妨害公務的罪行送辦；那麼造成救人的工作受到損害，是否也要以等同的精神提起公訴呢？就像《歧路燈》第九十三回所講的：「自宜按律究辦，以儆效尤。」

加護病房的鬼話連篇

生平真是萬幸，沒有見過所謂的鬼，但由於是在醫院工件的關係，常常聽到很多有關鬼怪的故事，而其中又以加護病房裡的靈異事件最多。如同《列子・天瑞》中所說的：「鬼，歸也。」古人認為人死為鬼，人死後精神離體升天，骨肉歸土而化，所以叫作歸，而加護病房是很多人一生的終站，因此在這裡看到鬼，理論上是十分合理而且貼切的。

在談到「鬼」的具體影像時，有許多令人玩味的地方。

一小部分的病患或自稱可以看到鬼的醫護工作人員，大多把鬼形容是「一團半透明的白色光影」，好比是天上一朵會發光的雲飄到地面上來，不同於雲的漫無目的，它會飛來飛去，自己去找到目標。

有次我在幫一位危急的病患施予急救，正進行體外心臟按摩時，我對面的護士小姐卻低著頭用手擠呼吸氣囊，不敢正眼瞧我，我當時還以為她對我有意思，羞怯得無法直視我，不過事後她告訴我，她看見有一坨「光影」隔絕在我和病人之間，飄忽而且捉摸不定，她甚至無法看清楚我的臉，因為它就好像一層薄紗遮住了我。

或許是聽多了，我沒有覺得很恐怖，反而是很惋惜，因為這個病人到最後還是回天乏術，真的是駕著「光影」歸西了。

不過根據我的經驗，病患最常看到的是已經死去的親友前來探視。

看到親友的病患通常已是語無倫次，卻能活靈活現地描述我的旁邊有誰在招手，有誰在看他，厲害一點就直接對話起來，家屬的答案，對兩眼迷惘的我更是當頭棒喝：「醫生，我爸爸說的是我爺爺，他已經去世三十多年了！」「醫生，我媽媽看見那個人是她姐姐，她上個月才在醫院裡往生……」

其實加護病房裡的病患看見鬼的幻象，在醫學上的俗稱是「加護病房症候群」，正確的醫學術語叫「譫妄」（delirium）。《道氏醫學大辭典》的解釋是：「一種精神障礙，顯示錯覺、幻覺、短暫性無系統的幻想，大腦性興奮，不安及語無倫次，唯為時均比較短暫。譫妄可發生於發燒、疾病或外傷，或發生於較長期精神疾患的病程中。」

這麼長的解說，其實要傳達的概念只有一個，就是患者在外在的壓力下（不管是醫療引起或非醫療引起的），精神狀況和目前的情境出現「解離」的現象，加護病房裡的病人受到外在壓力很大，所以產生譫妄的機會自然不少，那見鬼的比率當然也就多了。

但是對於汲汲營營找出病情合理解釋的醫學探索中，有些鬼故事也常常會讓人覺得不可思議。底下這兩個故事，可能會讓無神論者跌破眼鏡。

我有一位病重的患者曾經在加護病房看到一個面色慘白的女生，嚇得他立刻按鈴找護士小姐「壓驚」，等到護士小姐前來幫忙時，他所描述的那位女生卻讓護士小姐花容失色，原因是那個女生的臉上特徵，符合了前一晚躺在同一張床上的一個病人，可是她早已經駕鶴西歸了。如果那個人不是鬼，那病人看到的又是什麼？

另一個故事發生在某著名北部醫學中心的加護病房內。有個小女生腦死，傷痛欲絕的父母選擇了遺愛人間，把心愛女兒的心、肝、腎都了捐出去，希望能夠拯救更多病危的人。

不過所有接受器官捐贈的患者都陸陸續續移植失敗，接受腎臟移植的患者沒有多久又開始洗腎，接受肝臟移植的患者沒幾天也跟著肝衰竭，然而最離奇還是那位接受心臟移植的病人，當然，最後他死了。

在臨死前的那天晚上，接受心臟移植的患者沒有辦法睡著，一直按著鈴找護士小姐，因為他看到床尾有個小女孩站在那裡不停伸手說：「把我的心臟還給我！」

講到這裡，不知是否讓你有毛骨悚然的感覺？

當然，並不是所有加護病房的鬼故事都是這樣嚇人，有人曾經問我，不同宗教，甚至不同人種看到的鬼，會不會有什麼不一樣？

我的答案是肯定的。

曾經有個老外因為腸胃出血手術後住進本院的加護病房，兩個晚上沒有好好睡覺，第三天便出事了。他不停大吼大叫，拔掉身上的點滴，全身血淋淋的想要逃離加護病房，值班的醫護人員六、七個人也制伏不了那個老外，由於沒有點滴可以追加藥物，只好求助值班的麻醉大夫是否有什麼法寶可以幫忙，最後總算在肌肉注射藥物後，病人得到暫時舒解，軟趴趴地躺在病床上。

好奇的麻醉科大夫用英語和老外溝通："You just saw the ghost?"（你見鬼了嗎？）

"Vampire!"（吸血鬼！）

老外看到的不是到處亂飄的鬼魂，而是身穿黑色斗篷、口露尖牙的吸血鬼一直想咬他的脖子，為了要躲過吸血鬼的攻擊，他只好跳呀跳，想要從加護病房逃脫，搞得所有值班人員雞飛狗跳。

只可惜並不是每個見鬼的人都會在當下說出自己看到的東西，因為在某些老一輩臺灣人的觀念裡，把見鬼的事說出來似乎會招來厄運。

我有一位病患是廟祝，因為急性心肌梗塞，讓我為他施行冠狀動脈繞道手術，手術後的恢復還算不錯，但是在加護病房的第四天卻發生了輕微中風的現象，說話有些大舌頭，右側的肢體有些無力，但仍可以活動，算是不幸中的大幸。

事情就發生在中風後的第一天晚上，病患也是睡不著覺，整夜盯著牆壁看，絲毫不敢懈怠，彷彿牆上隨時有人要跳出來一樣，我問他是不是看到什麼，他卻搖搖頭，給了我否定的答案。

為了讓他能夠適當的休息，我用了很大量的安眠及安神藥才讓他入睡，可是一醒過來，同樣的場景又開始重演，一直持續到他出院為止。

我問了他很多次，是否有什麼威脅，有什麼不該出現的「東西」，不管我怎麼暗示，他的答案始終是搖頭，我也不識好歹，直接問他是不是見鬼了，他索性不回答我的疑問。

直到門診追蹤後的第三個月，他才在不經意的情形下吐露出他真的看到了

「東西」，至於是什麼「東西」，他還是不肯說出來，唯一的要求是希望我能幫忙他慢慢戒斷安眠藥，他不想成癮。

以上說了幾個「鬼扯」的故事，如果出自醫師的口中，可能會讓人覺得難登大雅之堂，有帶頭迷信之嫌，不過我是抱著記錄人性的心情來看待這些事，畢竟我不是孔夫子，有「不語怪、力、亂、神」的高超修養，閒來無事記下這些可以在茶餘飯後膨風的題材，是醫師才擁有的第一手內幕與特權，不然冰冰冷冷、只有儀器聲的加護病房似乎太不可愛了。

廣告效應

曾經奉派到美國奧蘭多參加醫學會議，出發前同事紛紛打探我停留的時間，因為知道門路的人都曉得，奧蘭多是美國佛羅里達州的度假天堂，當地除了有迪士尼樂園、環球影城外，最有名的還是它的 Outlet 商店，舉凡美國品牌 Levis、Coach……等，過季的商品幾乎是臺灣的三、四折價錢，對那些喜歡這些品牌的同事來說，我去的地方是他們夢想中的天堂。

到了奧蘭多後，才發現它的環境和我的想像相去甚遠。我下榻的飯店等於是滄海中的孤島，它雖然是位在高速公路旁，但基本上出入都一定要叫飯店的計程車，即使是鄰近不到三公里的 Outlet 商店，也不能步行前往，因為根本沒有人行道這種設施。詢問飯店服務人員之後我才知道，幅員寬廣的奧蘭多沒有什麼大眾捷運、公車等等交通運輸業，家家戶戶出入都只能靠汽車代步，要靠步行到達目的地根本是不可能的任務。

另外一件讓我覺得印象深刻的事，就存在當地旅遊導覽的雜誌內。

飯店內有關奧蘭多當地旅遊景點導覽的雜誌有很多種，內容都各具特色，唯有一件事是相同的，那就是裡面充斥著「醫師」與「律師」的廣告。

雜誌內律師的廣告通常比較制式，也比較無趣，大抵都是律師事務所的介紹。本錢雄厚的，所占的版面較大，除了團體合照以外，還有個別律師的專門介紹，包含服務電話和郵件位址，厲害一些的，還會註明在哪幾個知名的案件裡辯護成功；至於其他較小的律師事務所，大概只有成員的合照和法律專長的簡介。

相對於律師的廣告，醫師的部分就精彩許多，但會在這些雜誌中刊登廣告的，也只有醫學美容和牙科診所而已。普通一點的廣告，就是英俊瀟灑、風度翩翩的醫師穿著白袍或手術衣，廣告中寫滿了他密密麻麻的資歷，舉凡在哪個醫院受訓，獲得哪種專業證照，又加入哪些專科醫師協會等等；而精彩一點的，乍看到廣告時，會以為是化妝品或電影的宣傳海報，美麗的女模穿著性感的服裝，在鏡頭前搔首弄姿，或單張特寫，或風情萬種的連拍，等你被畫面吸引之後，才知道是美容診所的廣告。

美國廣告協會對廣告的定義是：「廣告是付費的大眾傳播，其最終目的是為了傳遞情報，改變人們對廣告商品的態度，誘發其行動而使廣告主得到利益。」

根據歷史的記載，當印刷術在十五到十六世紀的歐洲廣泛運用時，真正意義上的現代廣告才出現，英國有了世界上第一個紙介印刷廣告，當時是用來宣傳販賣教會圖書的。直到十七世紀，廣告開始出現在英國一些每週出版的報紙上，並且在接下來的一個世紀中，廣告日益流行起來，成為社會生活和商業經濟中不可缺少的一部分。

而醫師什麼時候開始做起廣告，歷史學家目前沒有定論，因為介定醫療廣告本身就是件困難的事，不過可以確定的是，這種廣告也跟著大眾媒體的進步與發展，隨之盛行。

如同我前面所述，十八世紀的英國開始流行在報紙裡放進廣告，而根據史學家的估計，當時醫療廣告大約占了十％到十四％的廣告總量，而這些廣告通常是"Quack"（也就是江湖郎中、庸醫之意）刊登的誇大不實廣告。

當時的英國為什麼會有這種情形發生呢？究其原因除了醫療環境不佳、民智未開外，政府對於從事醫療的人員控管太過鬆散，所以充斥了許多理髮師或半路出家、現學現賣的郎中，才造成如此混亂的場面，其中最有名的，莫過於一個叫泰勒（John Taylor）的眼科醫師。

泰勒據悉曾在醫院服務過，習得一些外科技術，後來他出來開業，除了出書、貼廣告吹噓自己優秀的手術技巧外，更愛身穿黑色西裝，頭戴飄逸的銀色假髮，口操拉丁文，稱自己如羅馬帝國的雄辯家「西塞羅」，但往往讓人有聽沒有懂。可是這樣的人居然活得好好的，還能在英國，甚至歐洲巡迴醫療，如果不是在強大的廣告推波助瀾下，大概沒有這麼好的效果。

泰勒在巡迴醫療時，座車會塗滿五彩繽紛的顏色，而且上面會畫上很多眼睛，搞得像馬戲團熱鬧的演出一樣，當然其中能保佑他不出事的最大原因，除了民智未開外，另一個因素是，當病人經過一段時間，發現自己的眼睛沒有被治好時，泰勒已經不知道在哪裡了。

如果你覺得廣告只對下階層的民眾有效，那你可能就錯了。

十八世紀的英國，另一個著名的 Quack 叫張伯倫（Chamberlain），據信他是所謂「止痛的項鍊」（The anodyne necklace）的發明者，他在報紙的廣告中吹噓這樣的項鍊能降低新生兒的的死亡率，而向他購買的人多數為中產階級，因為一條項鍊要價五先令，相當於平常人一星期的薪水，所以買的人除了要能識字、看得懂廣告外，當然必須有不錯的經濟能力。

當時英國新生兒的死亡率很高，尤其是對於那些生活衛生條件差，在下位階層、不識字的民眾而言，情況相當嚴重；於是識字而且手頭較寬鬆的中產階級父母，一看到這種廣告便不吝嗇掏錢，算是為自己的小孩買個保險。

另外我在此也要分享一個祕辛，我相信，這和廣告的效用應該也脫不了關係。

幾年前我有幸能夠前往紐約哥倫比亞大學的長老教會醫院（Presbyterian Intercommunity Hospital）參觀，這家醫院是紐約很有名的醫院，美國前總統克林頓就是在這裡接受冠狀動脈繞道手術。當時我由開刀房的護理長引薦，要拜見心臟外科的主任史密斯（Craig R. Smith）先生，在等待的空檔，護理長給我看了一本雜誌，裡面有篇文章是專門介紹該部門的一位醫師歐茲（Mehmet Oz），我以為那是醫學期刊，仔細一看才發現，竟然是《君子》（*Esquire*）雜誌。

如果上網查詢《君子》雜誌，你會發現它是一本來自紐約的男性生活與時尚旗艦雜誌，每期內容包括：時尚與生活精品的實用推薦、成功的男人寶貴經驗分享、美麗的女人滿足視覺享受，還有強化兩性與感情專題報導，當然更有吃喝玩樂與保養健康資訊提供。

在專文內的歐茲醫師化身型男，為雜誌拍攝了好幾組美美的沙龍照，文章除了強調歐茲手術技術高超以外，更暗示他年輕多金，生活品味獨特，連他那位面貌姣好、身材玲瓏有致的模特兒女友也被一併介紹。

好打廣告的歐茲醫師還有一件鮮為人知的祕密，根據為我引薦的護理長爆料，在九一一恐怖攻擊事件發生後，沙烏地阿拉伯坐鎮華爾街股市的操盤大臣，因為唯恐後續發生意外，連夜搭專機返國，不料卻心肌梗塞發作，在瑞士迫降，需要接受手術治療。

這位大臣並不信任瑞士的醫療水準，轉而向美國政府求救，而美方立即提供了連歐茲醫師在內的各大醫學中心的心臟外科名醫供其參考，結果歐茲醫師雀屏中選，被美國政府派遣專機接送，火速去瑞士替那位大臣施行冠狀動脈繞道手術。

你要是上網搜尋歐茲醫師，會發現目前他的事業版圖越來越大，還在美國紐約的電視臺開設「歐茲醫師ＴＶ秀」，工作忙碌的程度不亞於電視明星。

說了那麼多有關醫療廣告的故事，目的很簡單，只想告訴讀者，醫療業務也需要大量的資金支持，自然不能免俗，也要靠廣告增加知名度以吸金，只不過在那麼多絢爛、誘人的廣告之下，和一般的商品買賣一樣，如何讓自己不受騙、身體不受傷害、不花冤枉錢才是最重要的事。

帶有歧視的病名

人類的文明發展越進步，任何帶有歧視的字眼或作為都會被修正、改良，甚至取代，希望不要對特定的族群造成傷害。以臺灣為例，我們不再以「番仔」或「山地人」這種歧視的稱呼來代表原住民同胞；知名品牌「黑人牙膏」也用"Darlie"來取代原來的英文商標"Darkie"；更重要的還有所謂「無障礙」的設施，是給予「身心障礙」的同胞使用，而不再用「殘廢」這種字眼來傷害他們。

上述這種觀念的進步，除了導入「人生而平等」的基本人權外，更彰顯了人類「扶助弱者」的高尚情操。

你可能以為醫學以救人為目的，前面提到的歧視現象，在醫療的發展史上可能不會那麼嚴重，但是歷史的推演卻證明，人性普世的邏輯不會因為從事看似比較高尚的職業或因為有人生病受害而改變，戴著有色眼鏡看人的時刻，幾乎誰也無法避免。

最多的例子是以病來替某地區的人貼標籤——「梅毒」就是一個很有名的例

子。

梅毒的英文名稱是"Syphilis"，推究其來源是一五二一年一位義大利詩人法蘭卡斯托洛（Girolamo Fracastoro）的著名詩作〈梅毒乃法國疾病〉（Syphilis sive de morbo gallico）而來。

法蘭卡斯托洛寫的這首有名的拉丁文長詩共有三冊，詩裡面描述了一位名叫Syphilis的年輕牧羊人，被太陽神阿波羅以疾病懲罰的經過。詩中詳細說明了這個疾病的徵候，以及它如何造成這位牧羊人全身潰爛的情形。

為什麼法蘭卡斯托洛要稱此病為「法國疾病」？這要從當時義大利人普遍的觀念說起。

十六世紀左右的義大利人深信，梅毒這個病的來源，可以追溯到哥倫布發現美洲大陸之始。他們認為是跟隨哥倫布遠赴新大陸的士兵與團員帶回歐洲的，而致病的根源是當地的印第安人。結果這些人回到歐洲之後，大部分的人加入了法國國王查理八世的軍隊成為傭兵，去圍攻義大利拿波里王國，而另一部分的士兵則加入拿波里王國對抗法國軍隊。

這樣的邏輯其實就是在「貼標籤」，因為梅毒不見得是經由美洲傳到歐洲，再藉此傳到拿波里。根據近代學者的研究，梅毒早在十五世紀之前就存在於歐洲，而且是因為娼妓的氾濫而造成廣泛的流行，而軍隊中的士兵，就是最需要娼妓慰藉的族群。

雖然法國人不見得知道上述義大利人的推論，但是被貼了標籤之後自然也不甘示弱。因為那時的梅毒是在拿波里盛行，所以法國人就稱此病為「拿波里病」或是「義大利病」。

有趣的是，因為梅毒在當時屬於不名譽的性病，所以讓它成為敵對國家互相揶揄的最佳工具。因此，葡萄牙人也稱它為「西班牙病」，而西班牙人則以「葡萄牙病」來回敬葡萄牙人。

可想而知，為了弭平這種因為互相貼標籤而造成的歧視，法蘭卡斯托洛詩作中的主角Syphilis，就順理成章成為梅毒的名字沿用至今。

前面故事聽起來很扯，但並不會令我們嫌惡，但下面提到的故事，包準會讓我們黃種人跳腳。

有一種先天疾病叫「唐氏症」（Down's syndrome），是因為染色體異常造成先天智能不足的狀況，以前它有個不光彩的名字叫「蒙古痴呆症」（Mongolian Idiocy）或叫作「蒙古症」（Mongolism）。這個名字是因為英國的醫師唐恩（John Langdon Down）在一八六六年發表的一篇論文而來。在論文裡，唐恩醫師異想天開，戴著種族歧視的有色眼鏡，寫下了所謂「白痴的人種分類」這種誇張的文章。

不過，為何唐恩醫師會有這種歧視黃種人的概念？這可要從十九世紀流行的「重演說」講起。

「重演說」的概念其實很簡單，認為動物個體的發育過程，會經歷它所代表的演化歷史。例如人的胚胎發育開始會有「腮裂」，類似於成年的魚類；後來又有一顆三腔式的心臟，這點和成年的爬蟲類很像；最後，又長出了和成年哺乳類相似的尾巴。這樣的概念說明了魚類、爬蟲類、哺乳類在物種演化史出現的順序，也指出越早出現的物種，在動物界的等級越低。

專注人種問題的學者無限上綱了這樣的概念，就亂掰了白人兒童和黃種成年人有相似的行為特徵，因此得出白種人的等級較黃種人高的謬論。不僅如此，他們還認為「重演說」整合了化石人類學、野蠻人的成年人與白種人兒童這三個領域的研究結果，把「重演說」捧成是人種學裡卓越的解釋工具。

所以，無怪乎當時的人種問題學者，把白種人智力或行為退化的異常現象歸類為「返祖」——指高等生物的成年個體呈現祖先的特徵，視為一種「發育停滯」，而依據此假說的唐恩醫師就認為，白種人若有「發育停滯」的情形出現時，他的智力其實是低等人種的「正常成人」。

他建構的自然分類系統裡指出，心智障礙越嚴重的病人，發育停滯得越早，他們表現出來的性狀就越原始、越低等。所以，在他的系統裡，把黑人歸類為最低等的人種，黃種人次之，而最高等的是白種人。

而令人更難以接受的，唐恩醫師在其觀察「唯一」的唐氏症患者時，發現他有中國人所謂的「鳳眼」（其實不是單眼皮，而是斜視），以及「微量的膚色」（比白種人黃一點），還有「很強的模仿力」。根據這個膚淺的發現，他把這種先天智能不足的患者稱為「蒙古痴呆症」。

但是黃種人再怎麼比白種人低劣，在人類的發展歷史裡，好歹也曾經有過燦爛的文明。關於這點，唐恩醫師似乎無法自圓其說，不過精神錯亂的他竟然用「模仿力很強」來瞎扯，認為黃種人的文明是模仿白種人而來的。

想必聽了這個故事後，你一定覺得義憤填膺，但是大約在將近三十年前，筆者在就讀醫學院時，胚胎學的教科書裡談到唐氏症時，還有意用括弧提到此病又被稱為「蒙古症」的歧視字眼，當時授課老師並沒有說破這個故事，只是酸了唐恩醫師一頓，說唐氏症是外國叫 Down 的人特有的疾病，才開始有記錄下來，所以只要我們知道那是唐氏症即可。

我想，黃種人比較宅心仁厚，從老師當年說的「微言大義」裡可見一斑，我們不會高舉種族優越的大旗，以貶低其他人種為樂。

讀完這段歧視黃種人論文的歷史後，沒有水準的人是誰，想必大家心知肚明。

兩個歷史故事說明，醫學發展史無法自外於人類歷史發展的洪流中，並沒有因為「高尚」的外表，而在探索時處處充滿令人興奮與著迷的香甜滋味。提筆至此，不僅搖頭，也不禁莞爾，但就和我前面提到的觀念一樣，人的普世邏輯是相同的，雖然偶而會誤入歧途，但隨著時代改變，潮流會變，觀念當然也會變。

捨與得

外科醫師和內科醫師之間，有很多工作性質和內容一看就不一樣，不需要特別解釋就能輕易了解。但是，有兩件事非得拿出來說一說，才可以讓讀者體會其中主要的差別。

第一是外科醫師的養成，基本上脫不了學徒制的模式。

不同於內科醫師可以看書、查資料，再看看病患的檢查數據，就能對一些疾病做出判斷，進而提出治療的方法。外科醫師雖然基本上和內科醫師相同，也需要念書、判讀數據，但是更多的開刀技巧必須親身實做，一開始要模仿老師或先進的手法，日子久了，實際操作多了，再依個人的資質和努力，得到不同程度的成就。

所以，內科主治大夫可以很年輕就發跡，而外科主治大夫雖然能夠很早就通過專科醫師考試，卻無法在很年輕時就有一身名震天下的好手藝。

第二是外科醫師的工作屬性無法像內科疾病的治療一樣，能夠在不顧後果的情況下概括承受（通吃），外科醫師在處理病患時常常得在「捨」與「得」之間做出抉擇。

以下肢動脈阻塞疾病的患者為例，如果在醫師窮盡任何手段後，仍然無法拯救患有壞疽的腳，而且病患又處於急性感染期，正面臨敗血症的要脅時，不管病患能不能接受，截肢遂成為不得不實施的治療方式。

截肢是「捨」，捨棄危急生命的部分，進而「得」到病患可以活下來的機會。

再以一個頭頸部癌症的病患來說，當耳鼻喉科的醫師盡量移除了患者癌變的組織後，剩餘的顏面一定是殘缺不全，所以這時需要整型外科取下這位患者背上或大腿的皮瓣（即包含有皮膚、肌肉和血管的組織），移植到殘缺的部位，以維持患者顏面頭頸部的完整性，讓他看起來比較像正常人。

切除癌變組織和取下皮瓣來移植是「捨」，促進病患的生活品質是「得」。

上述的兩個例子，看起來理所當然，很容易讓人了解，但是對於從事創傷外科的醫師，有時情況會很棘手，「捨」與「得」之間常常很難判斷和下決定。

我有幸能成為醫院創傷小組的一員，曾接受了所謂「高級創傷救命術」（ATLS，Advanced Trauma Life Support）的課程訓練，回顧這個課程的歷史發展和其中訓練醫師的狀況題，相信能讓讀者更了解我說的「捨」與「得」之間的核心價值。

「高級創傷救命術」的課程能夠發展到今日的規模，要從一件飛機失事說起。

一九七六年二月，美國的骨科醫師史地冷（James K. Styner）所駕駛的飛機，失事墜落在內布拉斯加州的玉米田裡。當時和他同機有五個人：他的太太當場死亡，四個小孩中有三個受傷嚴重，而史地冷本人則是肋骨與顏面骨骼斷裂。他忍痛跑到公路上攔車求助，終於有輛車把他們送到醫院救治。

很不幸的，當地的醫院當時是關著的，為了將醫護人員召回，也花了一段時間，而回院處理傷患的醫師讓史地冷覺得非常不專業，於是他求助同事米勒（Bruce Miller），用直升機將他們送回自己服務的醫院救治。

有感於整個緊急創傷照護系統的不足與不適當，史地冷在醫院的幫助下，於一九七八年開始發展緊急創傷的課程，兩年後得到美國外科醫學會的認同，幫助這個課程更專精與實用，成為今日「高級創傷救命術」的雛型。

經過了這些年的努力，這個課程已深入世界四十多個國家，訓練超過一百萬名醫師，以及完成了六萬個訓練課程，現在更以每年至少訓練四萬名醫師的速度推進。

「高級創傷救命術」最主要的精神就是及早做出檢傷分類，給予瀕臨失去生命的病患機會，避免其死亡。根據研究顯示，創傷後病患死亡的高峰有三個：最先是在造成創傷的現場，像是史地冷醫師的太太，在飛機失事的當下就沒了氣息，這樣的病人多半是頭部和脊椎的高位創傷、大血管或心臟破裂，即使送到醫院，生存的機會也是十分渺茫；第二個高峰是創傷後幾小時內，通常病患都可以送到醫院，只要診斷正確，病患即使是氣胸、血胸、脾臟破裂、多處骨折等等，都可以存活下來，像臺中市市長夫人邵女士就是一例；第三個高峰是創傷後幾天或幾個禮拜以後，這樣的病患多半是已送達醫院診治的創傷病患，通常接受了多次手術仍沒有好轉，最後因為敗血症或多重器官衰竭辭世，國父的孫女孫穗芳就是最有名的例子。

「高級創傷救命術」最主要聚焦在第二個高峰的病患來處理，必須要分辨出有立即生命危險的病患，即便外觀上看起來好好的，也要讓他們盡速接受手術治療；而課程上另一個訓練醫師的重點是大量傷患的處理，透過狀況題的演練，讓參與訓練的醫師在「捨」與「得」之間，為「可以救」、「應該救」的病患謀取最大的福利。

這些狀況題通常是歷史上的經驗累積，從工廠氣爆火災的現場，到連環車禍的大量傷患，或者是一家人因為不小心踩了結冰薄弱的湖面，一起跌落冰冷的湖底被救起等等，醫師在面對這些忽然出現的多位傷患，「通吃」已經不可能，如何挑出那些立即救援就有存活希望的病患，而撇開那些救不活以免浪費時間的患者，在醫學邏輯裡是有跡可尋、有道理可考的。

或許你覺得這種創傷外科醫師的訓練很殘忍，但這種源自於處理戰場上大量傷患的概念，正是訓練外科醫師在「捨」與「得」之間謀取最佳結果的方法。不過這樣的取捨之間，需要有穩定、冷靜的態度和過人的心智，以免醫師因為情感的包袱而喪失了救更多人的機會。

參與美國一九九五年奧克拉荷馬州爆炸案現場處理的史班格（Carl Spengler）醫師，他說的一段話可以為我這篇文章做最後的註腳：「我們幾乎沒有看到從聯邦大樓救出的嬰兒有存活下來的。終於有位消防人員抱出一位仍有呼吸的嬰兒，大家開始準備急救的用物，而旁觀的人們也群起鼓譟，要醫師趕快救那個小孩。我大喊要圍觀的人群安靜下來，開始審視消防人員手中的小孩，那是個女嬰，但很顯然的，她的頭、胸部傷得實在太重了，沒有存活的希望，我叫工作人員用毛巾把她包起來，不再施予急救。現場的旁觀者開始詛咒我，用盡各種惡毒的字眼辱罵我。但很不幸的，我必須說，這就是『檢傷分類』的精神所在……」

外科醫師的反省

最近在北部某醫學會議上，我遇到了一位多年不見的學弟，十幾年前他是我在某醫學中心帶過的住院醫師。

熱情地交換了彼此的名片後才知道，這位十幾年前在我面前毛毛躁躁的小伙子，除了身材走樣、有點頭禿微胖之外，現在已貴為南部一家綜合醫院的大腸直腸外科主任。

我們的重逢，真讓人感覺到那句俗話：「光陰似箭、歲月如梭。」兩個原先充滿熱情有幹勁的年輕住院醫師，如今都已慢慢向知天命的年紀靠攏，變為老成持重、學有專精的主治醫師。

我和學弟都提早離開了會場，由於他不急著回去南部，所以我們便在附近的咖啡館用了便餐，聊聊彼此的近況，一敘多年未見的同事情誼。

言談之間，這位學弟少了以前那種唯唯諾諾、信心不足的態度，反而講話變得有條不紊，一副胸有成竹的樣子，完全讓我無法對照他之前青澀的模樣。我想，一定是這十幾年的外科醫師生活，讓他日趨穩定成熟，脫胎換骨成了另外一個人。

我們也談了很多以前的點點滴滴，回憶起了那時共事的片段，其中學弟提到了一件往事，讓我們彼此的感觸都很深。

那一年，學弟輪調至外科加護中心服務，當時我是心臟外科的總醫師，帶著他照顧許多開心手術的病患，雖然很辛苦，但是他覺得那段時間的訓練，讓他日後對於急重症病患的照顧有很大的幫助。

有一次，一位剛接受完冠狀動脈繞道手術的病患因為全身浮腫比較厲害，造成他的點滴打不上，所以護理人員要求我們要替病患打上「中心靜脈導管」（central venous line）。

「中心靜脈導管」是用粗一點的導管，將點滴打在頭頸部的大靜脈裡。醫師在從事這樣的醫療作為時，其實潛藏著極大的風險。根據醫學期刊的統計，若施打不當，會造成五％到十八％出血、血胸、氣胸、神經傷害等林林總總的併發症，輕則造成病患一時的不快，重則造成病人的死亡。

當時我和主治醫師因為都在開刀房執行緊急的開心手術，實在分身乏術，主治醫師詢問了我的意見。由於學弟這方面的技術是我教的，他也成功做了許多次這樣的處置，所以聽了我的說明之後，主治醫師同意委由他來施打「中心靜脈導管」。

我在手術室中短暫和他通了電話，希望他能好好處理，因為主治醫師相信他的能力，而學弟也向我表示，病人雖然有些浮腫，但是他很有把握。

本以為這件事可以順利完成，但不到半個小時，加護病房就傳來不幸的消息，心急如焚的主治醫師只好先請我出手術室，趕快處理學弟捅出的漏子。

原來，學弟放置「中心靜脈導管」過程十分不順利，反覆穿刺了病患的皮膚很多次，不僅有局部的血腫，還造成病患有「氣胸」的併發症。也就是把病患的肺戳破個洞，使得肺部因外有氣體的壓迫撐不起來。這樣的情況會讓病患呼吸困難，如果處理不當，甚至有致命的危機。

我趕到加護病房時，學弟已嚇得臉色蒼白，雖然他迅速反應，試著要先放胸管，但病患才剛開完刀，又有浮腫的現象，結果反而讓病患呼吸困難更加劇烈，有發紺（Cyanosis，指病人因組織缺氧而造成嘴唇發黑或發紫的現象）的現象。

即使我接手處理，仍然無法讓病患恢復正常，只得替病患插上氣管內管後，打了鎮靜劑，接上呼吸器後讓他休息。

因為這樣的併發症，讓原來開心術後不甚順利的病患又得從頭來過。所以，主治醫師出了開刀房以後，痛罵了闖禍的學弟，連帶使得我被「颱風尾」掃到，也被主治醫師念了一頓，交代我要把學弟今天造成的併發症，拿到下個月醫院的外科月會上報告。

每個月的月初，各醫學中心的外科部都會找一天聚在一起開會，這樣的會議通常叫作「業務會報」（service meeting），除了報告各個小分科的門診、住院及手術病患人數外，重頭戲就是所謂的M&M Conference——死亡及併發症討論會（Mortality and Morbidity Conference）。

死亡及併發症討論會對外科醫師的養成相當重要，因為在這樣的會議上，會看到醫師把自己無法挽救而死去的病患狀況，或者在治療過程中，不管是人為或外力因素造成的併發症案例，提交在全體外科醫師的聚會上報告。

這種會議講好聽一點，是希望外科醫師能記取前車之鑑，看到別人的缺失之後能記取教訓；但說難聽一點，是要外科醫師在眾多的同事面前，誠實說出自己的無能為力或是犯下的錯誤。

醫師這樣自我反省的養成教育，是源自一位美國醫師寇德曼（Ernest Amory Codman），但其實一開始並非很順遂，而且還困難重重。

寇德曼醫師是一位致力於醫療環境改革的先鋒，他在一八九五年從美國哈佛醫學院畢業後，即進入麻州總醫院服務，辛勤工作的他在一九一〇年左右，就成為醫院外科的管理階層，並在哈佛大學享有教職。

寇德曼醫師首創「最終結果卡片」（End Result Card）的做法，即醫院及醫師必須將病患入院前的主訴、診斷、接受何種治療及其結果全部詳細記錄，甚至出院後回家的追蹤也要列入，避免忽略了病患離院後，因為治療手段疏失造成的併發症而沒有記載。簡單一點來說，就是醫療事業體要有「自我勘誤」的作為，好則精益求精，錯則從中找出可以改進的方法。

寇德曼醫師甚至組織開會，在麻州總醫院辦了醫療史上第一次的「死亡及併發症討論會」，希望外科同仁能勇於面對自己的錯誤，避免一而再、再而三犯下和別人相同的錯誤。

上述種種自省及自我要求的機制，不要說是當時，即使是今日，依然是十分需要勇氣的事，尤其是寇德曼醫師處在那個醫療仍然十分落後的時代，當然是當權者的眼中釘。

於是在一九一四年，寇德曼醫師因為提出要利用「最終結果卡片」的方式，做為考核外科醫師能否勝任的依據，因此觸怒了醫院的高層，讓他被逐出醫院，失去了工作和教職。

寇德曼醫師最後自己開了一家醫院，被稱為「最終結果醫院」（End Result Hospital），繼續推動這種提升醫療品質的概念，他甚至出了一本書《醫院效率之研究》（*A Study in Hospital Efficiency*），裡頭寫了他在一九一一到一九一六年所診治的三百三十七個病人，其中有一百二十三處缺失被公布。

如果你以為寇德曼醫師的理念很快便流行起來，那你就想得太天真了。他成立了美國外科醫學會，努力推動這樣的概念，但遲至一九三五年，在費城才有麻醉醫師組成的委員會，定期公開舉辦類似的「死亡及併發症討論會」，結果當然是乏人問津。

不過，在歷經時間的考驗下，醫療的品質逐漸被重視，慢慢的美國各家醫學中心也開始群起效法，開始自己的「死亡及併發症討論會」，讓這樣的「自我勘誤」變成醫師常規訓練的一環。

在一九八三年，美國的醫學畢業後教育鑑定委員會，甚至要求住院醫師的養成訓練中，必須定期參加這樣的會議。臺灣的醫學教育受美國影響很大，自然也把它融入醫師的訓練裡面。

至於我學弟報告的那次「死亡及併發症討論會」，自然是砲聲隆隆，他不只在眾人面前坦承自己的錯誤，還要引經據典告訴自己還有別人，如何避免犯下同樣的錯誤。

我早已忘了當天的情景，不過學弟卻是歷歷在目，恍如昨日，他還記得為了開會，焦慮到整個星期食不知味、睡不安寢，連報告時都冷汗直冒，幾度差點說不出話來。

多年後再講到這段往事，學弟已是雲淡風輕，反而當是笑話在說。不過他卻沒有忘記，我在他準備資料前，跟他講到很多外科醫師要常「自省」的概念，他還提到，那時我和他說到泰戈爾的詩，那首在《漂鳥集》裡充滿哲理的話：

If you shut your door to all errors,
truth will be shut out.
（如果你把所有失誤都關在門外，
那就看不到真理了！）

這才是舉辦「死亡及併發症討論會」的真諦。

手術同意書

心急的小英正拿著母親的手術同意書，不知是否要替她簽下這份文件，讓她盡快接受手術。

長年在外工作，和母親聚少離多，所以這次母親因為冠狀動脈阻塞而需要手術，讓小英很自責——自責沒有好好關心母親的身體健康情況，以至於知道她出問題時，竟然是必須替她簽下手術同意書。

聽到母親的主治醫師解釋手術有關的事情時，小英簡直嚇壞了。不接受手術，母親好像死路一條，每天得提心吊膽，碰運氣度日；如果接受手術，併發症卻多得可怕，不死也半條命，好像走鋼索一般。

尤其是聽到母親主治大夫說的一段類似順口溜的話時，小英覺得自己責任重大：「藥不是仙丹，醫生不是神，妳媽媽不開刀很可能會死，但開刀也很危險，不順利也是無法存活。不過我們醫療團隊會盡最大的努力，讓手術能夠有圓滿的結果。」

小英真的感到迷惘了。

以上的場景，可能是醫院裡每天會上演的情節，像小英這樣不知所措的人，可能不在少數。

下圖是一張臺灣目前制式的「手術同意書」，裡面琳琅滿目寫了醫師對病人在手術之前對於手術本身以及危險性評估的說明。

如果把手術同意書當成是商品交易買賣契約的話，顯然這份文件並沒有鉅細靡遺的標示清楚雙方的權利義務關係，而且裡面的用詞也比較含混籠統，要是手術出了什麼意外，當其他第三者想要介入時，可能會陷入五里霧中，無法單就文件本身做什麼裁量。

不過也不要小看這一份同意書，這可是醫療行為經歷了幾百年的演進，集眾人心力組合成的產物，並非哪個政府機構與醫療同業臨時興起的念頭。所以雖然不完美，但只要病人與醫師之間不要計較太多，倒還說得過去。至少現今的手術中，醫生與病人還沒有因為手術同意書而僵持不下，讓手術無法遂行的情況。

套用美國國家生物科技資訊中心（ＮＣＢＩ，National Center of Biotechnology Information）網站上公布，在西元一九七三年定義的「同意書」（Informed Consent）概念，「外科手術同意書」（Surgical Informed Consent，或者可譯為

「對於手術的知情同意書」）應該可以這樣理解：「一位病人對於所要接受的外科治療，在通盤了解其可能面臨的危險後，所給予的自願性授權（voluntary authorization）。」

可別小看這區區幾行字，為了定下這樣的標準，歷史上可是發生了很多的故事，有些是執政者的霸道，有些是醫師自以為是的固執，更有些是血淋淋的教訓。

手術同意書的濫觴大概開始於十四世紀的歐洲。那時候的外科技術水準當然不佳，而且醫師普遍認為碰到病患的血是不好的，以至於從事內科的醫師居多，而外科醫師良莠不齊。如此惡性循環下，很多國家執政者有個不成文而且霸道的規定：如果病人接受手術治療有什麼三長兩短，那醫師就要交由家屬發落。

在這樣的情況下，當時比較勇敢的外科醫師為了防止自己的生命財產受到威脅，通常會在手術前和病人及其家屬簽署一份類似免責的文件（hold harmless document），避免在手術失敗後，受到病人家屬圍剿而遭不測。

所以這份免責的文件雖然勉強稱得上是手術同意書，但是保護醫師的成分居多，並沒有考慮到病人的安危，因此可以視為不對等的法律文件。

接下來幾個世紀，手術同意書的概念並沒有真正推展開來，其中最大的原

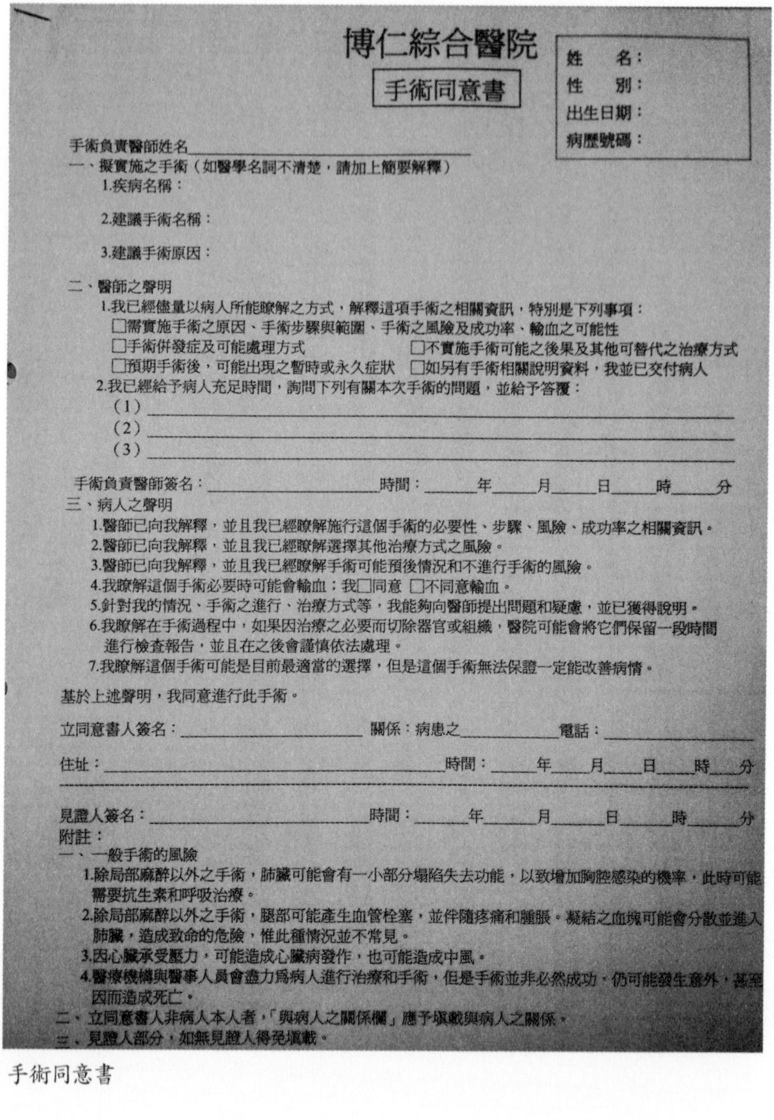

博仁綜合醫院

手術同意書

姓　　名：
性　　別：
出生日期：
病歷號碼：

手術負責醫師姓名______________________

一、擬實施之手術（如醫學名詞不清楚，請加上簡要解釋）

1.疾病名稱：

2.建議手術名稱：

3.建議手術原因：

二、醫師之聲明

1.我已經儘量以病人所能瞭解之方式，解釋這項手術之相關資訊，特別是下列事項：

□需實施手術之原因、手術步驟與範圍、手術之風險及成功率、輸血之可能性

□手術併發症及可能處理方式　　□不實施手術可能之後果及其他可替代之治療方式

□預期手術後，可能出現之暫時或永久症狀　□如另有手術相關說明資料，我並已交付病人

2.我已經給予病人充足時間，詢問下列有關本次手術的問題，並給予答覆：

（1）______________________

（2）______________________

（3）______________________

手術負責醫師簽名：____________時間：____年____月____日____時____分

三、病人之聲明

1.醫師已向我解釋，並且我已經瞭解施行這個手術的必要性、步驟、風險、成功率之相關資訊。

2.醫師已向我解釋，並且我已經瞭解選擇其他治療方式之風險。

3.醫師已向我解釋，並且我已經瞭解手術可能預後情況和不進行手術的風險。

4.我瞭解這個手術必要時可能會輸血；我□同意　□不同意輸血。

5.針對我的情況、手術之進行、治療方式等，我能夠向醫師提出問題和疑慮，並已獲得說明。

6.我瞭解在手術過程中，如果因治療之必要而切除器官或組織，醫院可能會將它們保留一段時間進行檢查報告，並且在之後會謹慎依法處理。

7.我瞭解這個手術可能是目前最適當的選擇，但是這個手術無法保證一定能改善病情。

基於上述聲明，我同意進行此手術。

立同意書人簽名：____________　關係：病患之________電話：____________

住址：______________________時間：____年____月____日____時____分

見證人簽名：____________時間：____年____月____日____時____分

附註：

一、一般手術的風險

1.除局部麻醉以外之手術，肺臟可能會有一小部分塌陷失去功能，以致增加胸腔感染的機率，此時可能需要抗生素和呼吸治療。

2.除局部麻醉以外之手術，腿部可能產生血管栓塞，並伴隨疼痛和腫脹。凝結之血塊可能會分散並進入肺臟，造成致命的危險，惟此種情況並不常見。

3.因心臟承受壓力，可能造成心臟病發作，也可能造成中風。

4.醫療機構與醫事人員會盡力爲病人進行治療和手術，但是手術並非必然成功，仍可能發生意外，甚至因而造成死亡。

二、立同意書人非病人本人者，「與病人之關係欄」應予塡載與病人之關係。

三、見證人部分，如無見證人得免塡載。

手術同意書

因，我認為是外科手術沒有良好的麻醉技術支持，只能從事表淺的、傷害性小的治療，大部分的病人都可以在清醒的狀況下和醫師討論，自然糾紛可能就比較少。唯一的例子是在十八世紀的時候，有一位病人控告過醫師，因為這位醫師在未告知他並且獲得同意的情形下，在他骨折的部分施行剛剛發明的外固定方法。

而現代醫學中，手術同意書的概念能夠發展，應肇基於麻醉技術的發明，使得範圍更大、更深層的外科手術能夠施行，有時病人在手術前可能只答應接受小部分的治療，但醫師本於好意，在未催醒病人的情形下，多做了一些治療，糾紛因此而產生。在一九一四年發生在紐約的訴訟案件，便被視為今日手術同意書基本概念的來源。

一位女士在紐約的醫院裡答應在麻醉的情況下接受腹部檢查，但是她沒有同意任何可能的其他手術，不過外科醫師在檢查時，發現她腹部有個腫瘤，就順手將它摘除了，結果這名婦人一狀告上法院。

承審的法官卡多佐（Benjamin N. Cardozo）裁定該名婦人勝訴，他的觀點為手術同意書的精神立下了典範：「任何心智正常的成年人都有權決定自己的身體該被如何對待，外科醫師在未經病人的同意下施行的手術是人身侵犯（assult），因為他這樣做容易造成病人的傷害。」

而在日後的紐倫堡審判中，法庭上審判了二十幾位在納粹集中營工作的醫師，揭發了許多慘絕人寰的人體試驗，因此促成了所謂的「紐倫堡宣言」。它明確指出了十項在人體試驗前必須恪遵的前提，也提供了之後發表的「赫爾辛基宣言」（一九四六年）一個重要的基礎，再把避免人身傷害的前提變成了二十二項。

上述的宣言是屬於病患人身的保障，至於在任何醫療行為的同意書中，要求醫師做到「善盡告知的義務」，把這種同意逐漸導向為「以病患為中心」的精神，則是下列這兩件訴訟案件的啟發。

一九五七年，英國的波蘭姆（Bolam）先生控告了福萊恩醫院（Friern Hospital）。波蘭姆志願參加了一個電氣痙攣治療計畫，結果在過程中，因為醫護人員忽略了一些慣常做法與保護，造成了波蘭姆身體的傷害。

經由這個案件的審理，日後在處理醫療糾紛的訴訟裡，遂有所謂的「波蘭姆原則」：醫師必須告知病人有關治療的所有風險，不能單就自己所認定的專業範圍來說明，有意或無意不告訴病人其他醫師的治療方式，病人可能會因為沒有通盤了解風險而產生錯誤的決定。

而另一個案件的審理，顯示了醫師應善盡告知之義務，除了告訴病人做什麼有危險外，還要告訴病人「不做或延後做」會有什麼風險，這也是屬於應告知的範圍。

一九六九年，有一位名叫楚門（Truman）的女病患，因為子宮頸癌發現時已是末期階段，藥石罔效，隔年便撒手西歸。十年後她的兩個女兒，替死去的媽媽控告家庭醫師湯馬斯（Claude R. Thomas），指稱他沒有在一九六四年到一九六七年間，強烈建議楚門女士接受子宮頸抹片檢查，導致她後來錯失治療先機。

雖然湯馬斯醫師沒被判刑，但告知病人「不做或延後做」的風險，在以後所有醫療行為的同意書中，也屬於醫師「善盡告知義務」的一部分。

所以，經過了歷史的推演與訴訟案件的反覆交鋒，如今在美國簽署的「手術同意書」必須具有三個重要的組成元素：

1. 先決條件：簽署同意書的病人必須是在有行為能力及自願的狀況下。
2. 完整的資訊：醫師必須提供病人手術有關的好處與風險，預後情形，而且還要告訴病人是否還有其他選擇，當然也要比較不做或延遲做對於病情的可能風險。
3. 同意：當然要有病人書面簽署的紀錄。

這看似簡單、其實手續繁複的事，不是我們開頭所看的那張範本可以提供的，而且在行醫這二十年來，我必須坦白，並不是每一個病人都在手術前大費周章和他們溝通，有時候也便宜行事，草草帶過，我和病人之間的權利義務關係是不夠完備的。

無怪乎在外科醫師與病患的訴訟中，有些不夠細心、沒有「善盡告知義務」的醫師會英雄變狗熊了。

附件：律師對手術同意書的補充意見（感謝王玫珺律師提供）

一、未簽手術同意書，醫師就不能為病人開刀嗎？

關於手術同意書之簽署規定於《醫療法》第六十三條第一項：「醫療機構實施手術，應向病人或其法定代理人、配偶、親屬或關係人說明手術原因、手術成功率或可能發生之併發症及危險，並經其同意，簽具手術同意書及麻醉同意書，始得為之。但情況緊急者，不在此限。」違反此條文之效果，依同法第一〇三條第一項及第一〇七條第一項規定，分別處以醫療機構及實施手術之醫師各新臺幣五萬元以上，二十五萬元以下罰鍰，對實施手術之醫師看似並無刑責，縱有違反，對醫療機構或醫師之處罰亦甚為輕微。唯當醫療糾紛產生時，此項規定則有其重大意義。

當病人接受手術後，產生併發症或不幸導致死亡或因其他原因認為醫師有醫療疏失時，病人或病人家屬通常會提起民刑事訴訟。於民事訴訟上，吾人常謂「舉證之所在，敗訴之所在」，意即舉證責任誰屬關乎訴訟之成敗，醫療糾紛一般係由病人或其家屬負舉證責任證明醫師於醫療過程中有所疏失，除非醫事鑑定結果證明醫師有過失，否則病人及其家屬幾乎難以舉證，唯於未簽具手術同意書情形時，因《醫療法》第六十三條第一項係屬保護他人之法律，依《民法》第一八四條第二項規定，醫師違反《醫療法》第六十三條第一項，致生損害於病人時，除非醫師能證明其於手術過程中並無過失，否則應負賠償責任，即所謂「舉證責任之轉換」。於刑事訴訟上，《醫療法》第六十三條第一項課予實施手術之醫師[1]積極作為之「告知義務」[2]，醫師如未履行此項告知義務，致病人於手術過程中

1《刑法》處罰對象原則上為個人，故不包括醫療機構。

2 參最高法院八十六年度臺上字第五九〇四號刑事判決意旨：「消極犯罪中之不純正不作為犯，須以行為人依法令或契約等法律行為或基於法律之精神觀察，負有積極之作為義務為前提，始能令負犯罪責任，此觀《刑法》第十五條規定自明。」

產生併發症或不幸發生死亡結果時，通常醫師會被認定業務過失。故除非有情況緊急情事，醫生於病人或其家屬未簽手術同意書情況下為病人開刀，於醫療糾紛訴訟中，醫師敗訴可能性極高。

二、若病人的意願和家屬有牴觸，執意手術，家屬沒有人願意在見證人上簽名，醫師可以為病人開刀嗎？

見證人在法律上之意義僅係證明簽名者確係本於自由意志下簽署相關文件，故凡屬未受輔助宣告及監護宣告[3]之成年人，均得為見證人。醫師醫療之對象為病人，如有醫療糾紛，醫師應負責之對象亦應為病人，故於病人意識清楚情況下，醫師只要依《醫療法》第六十三條第一項對病人詳細說明手術原因、手術成功率及可能發生之併發症及危險，並經病人同意，簽署手術同意書後，即可為病人開刀。唯如家屬不願意在見證人上簽名時，建議醫師於說明時，最好能同時錄音，並請病人朗讀手術同意書內容，避免術後如病人陷於昏迷甚或死亡時，家屬質疑手術同意書上病人之簽名係屬事後造假或簽署當時病人意識不清等情形時，能提出證明。

三、醫師在緊急情況下的說明，事後有醫療糾紛，病人家屬以一句「我都聽不懂，為了救人只好糊里糊塗簽字」，回過頭推翻手術同意書的效力，可以嗎？又手術前，醫師如何在文件上證明病人及家屬全盤了解手術同意書上的解釋？

緊急情況下，依《醫療法》第六十三條第一項但書規定，醫療機構或醫師原無向病人或家屬說明手術原因、手術成功率或可能發生之併發症及危險之義務，唯因「情況緊急」係屬不確定法律概念，判斷上可能見仁見智，故醫療機構及醫師一般均仍應要求病人或家屬簽具手術同意書。家屬於醫療糾紛時，稱「我都聽不懂，為了救人只好糊里糊塗簽字」，原則上應不得推翻手術同意書之效力，唯因手術同意書上之文字有時確屬艱奧難懂，故個案上有法官會參酌家屬之教育程度認定醫師是否有盡說明告知之義務。為避免此等糾紛，只能如同前題所述，說明手術同意書之內容同時錄音，並明確詢問家屬是否了解相關內容、有無疑義等等，以確定病人及家屬全盤了解手術同意書上之解釋。然如題旨，緊急情況有時必須分秒必爭，在時間急迫及手術風險告知兩相取捨時，孰是孰非，有時確實難以抉擇[4]。

3 即一般所稱「禁治產人」。

4 「一命、二運、三風水、四讀書、五積德」，筆者常開玩笑地對當事人稱「打官司靠運氣」，悲哀的是，醫師是否被告也靠運氣！

四、手術之方式和同意書有出入，事後醫師要如何完成補強手續，才能在法律上站得住腳？

除非手術進行過程產生突發狀況，必須更改手術之方式，且情況緊急，來不及告知家屬，否則於醫療糾紛產生時，醫師之責任當無法避免。當然，醫師如能於手術結束後，即刻向家屬說明相關情況，並請家屬事後補簽同意書，於醫療訴訟中或許稍有助益。

五、病患術後有問題，造成醫療糾紛，沒有來聽術前解釋的家屬反而利用其不知情，推翻其他家屬在同意書上見證的效力而狀告醫師，法律上的觀點為何？

依筆者（王律師）之法律見解，簽具手術同意書之第一對象係病人，於病人意識不清，或年齡過小無法理解手術同意書之文義時，方退而求其次由家屬簽具。至於是否需所有家屬均意見一致，始能進行手術，因醫療行為有時係與時間賽跑，故應無需待所有家屬均簽具同意書後始進行手術。

王玫珺律師簡歷

政大法律系（一九九〇～一九九四）
政大法律研究所（一九九五～二〇〇一）
中華民國律師（一九九八）
中華民國專利代理人（一九九八）
中華民國仲裁人（二〇一二）
台北市政府採購申訴審議委員會諮詢委員（二〇一二～）
薛松雨律師事務所受僱律師（一九九八～）

最後一哩路

我最要好的朋友，也是我高中的同學——阿琛，他人生的最後一哩路是我陪著走完的。

阿琛過世的前兩年，被醫院診斷出罹患了肝癌，接著便開始一連串的折磨：腫瘤動脈栓塞就做了三次，還有口服的標靶化療藥物；在臨終前還接受了放射治療，處理因為癌細胞轉移至骨頭的疼痛；他更被醫師不知插了幾次管，引流身上因為腫瘤而聚積的體液（胸水、腹水等等）。

每一次的治療，讓我看了都於心不忍，但覺得他真的是不想死。因為即使他知道，上述的治療都只為了爭取一些微不足道的時間，他也能夠坦然接受而不皺一下眉頭，喊一聲苦。尤其在他全身被癌細胞吞噬，骨頭疼痛難耐時，我詢問他是否要注射嗎啡止痛，他總是搖頭拒絕。我永遠都記得他的回答：「嗎啡打多了會上癮！」

即使有安寧照顧的醫護人員來關懷阿琛，迂迴或正面提醒他：「你將不久於人世」這件事，但是我相信，他始終沒有辦法接受，選擇用盡全身的氣力，和肝癌奮戰到最後一分一秒。

現代的安寧照顧，總是抱著慈悲為懷的心情，希望癌症末期患者坦然接受死亡的現實，避免一些無效醫療的行為而徒增痛苦，希望這人生的最後一哩路不要有太多磨難。

或許阿琛太年輕了，即使他知道一點成功的希望也沒有，仍然沒有放棄，在自己的最後一哩路上，作戰到氣力放盡，才由別人宣告失敗，畫下了一個辛苦的句點。

相對於阿琛的情況，有人對於人生的最後一哩路，反而是不同的態度，即使知道自己並非像癌症末期病患那麼沒有希望，仍選擇另一種截然不同的方式來面對。

二〇〇八年十二月十日，英國天空電視臺大膽播出向來備受爭議的「安樂死」影片，這是一部重病患者接受安樂死過程的紀錄片。

影片的主角是一名居住在英國北約克郡的五十九歲退休教授愛華特（Craig Colby Ewert），由於罹患罕見重症運動神經元疾病，發病五個月後急速惡化，須靠呼吸器協助、吞嚥功能也漸損。

愛華特不願忍受必須面對全身癱瘓、喪失語言能力的殘酷事實，不願成為活死人的他，於是決定自費約十四萬臺幣，前往瑞士安樂死公司請求協助自殺，他的愛妻瑪莉不忍心丈夫受病痛折磨，也支持他面對、正視死亡的決心。

做好心理準備的夫妻倆，在二〇〇六年九月二十六日當天，愛華特先深情的與結褵三十七年的妻子告別，不捨的他還多次對瑪莉說：「我愛妳、我好愛妳。」瑪莉也給他深深的吻別。在醫師的協助下，愛華特用特製的吸管喝下一杯飲料，在他喝的同時，牙齒啟動了吸管上的計時器，四十五分鐘後維生器就自動關閉，而他也有尊嚴的離開人世。

紀錄片是由加拿大籍的奧斯卡得主札瑞斯基（John Zaritsky）執導，在取得安樂死公司的同意後，將愛華特接受安樂死的前後過程拍攝成《死亡的權利？》（*Right to Die?*）紀錄片。影片中，愛華特述說了自己的感受、選擇安樂死的原因以及堅持在離世前一刻不願讓兒女在場的理由。愛華特的遺孀瑪莉女士也表示，紀錄片是對丈夫一生的「最好獻禮」，他們毫不後悔做這樣的決定，去拍下這樣的紀錄片。

儘管愛華特希望透過這部影片，打破人們對死亡的禁忌，但播出後，由於「安樂死」在英國尚屬違法，立刻引發「反安樂死」的人士抗議。反對安樂死的人士表示，這無異是在推廣協助自殺，最後，播放的過程還遭到英國電視監管機構的介入。

愛華特的情形和阿琛不同，儘管在醫療體系和醫護人員眼裡，那些能夠救助他的呼吸器、鼻胃管是「有效醫療」，但是愛華特視之為洪水猛獸，是他沒有辦法承受的痛苦，所以在取得妻子的支持後，他坦然選擇了死亡的決定，主動請求別人終結自己的生命。

愛華特的故事如果發生在臺灣，我想一定會和英國一樣，引起同樣程度的反彈，但是我們顯然並沒有考慮到病人的想法，甚至是尊重一個能自主決定的病人他所下的任何決定。

但是，對於我們自認為可以替他做決定的病人，如果遇到另一個引發痛苦的爭端，人性又該如何選擇呢？二〇〇九年六月，南韓最高法院第一起公權力介入醫療生死抉擇困境的判決，更能讓我們深思。

故事的主角是一位南韓七十七歲金姓婦人，她在二〇〇八年二月，因為懷疑是肺癌，於是決定接受切片檢查，不過在檢查過程中，因為出血過多導致腦缺氧損傷，因而陷入深度昏迷，被醫師判定是植物人狀態。

在插管治療達一年後，病人家屬告上了法院。病人的子女聲稱，其母親生前有不用機械裝置延續生命的囑咐，希望醫師能替母親拔管，但延世大學醫院的醫師堅持繼續插管治療，認為一旦拔管，病患將立即死亡，使得醫師陷入殺人罪的風險。

接受訴訟的首爾西部地方法院，竟然首次批准家屬的拔管請求，法官說：「應該中止對金女士毫無意義的救命治療，拔管是『尊嚴死』的判決。」

但醫院不服判決，繼續上訴。結果二審的首爾高等法院也維持一審的判定，可以拔管，但醫院仍然無意屈服，繼續上訴，把案件推向南韓最高法院。

在這段訴訟時期，根據南韓國立癌症中心委託的一項民意調查結果顯示，將近九成的南韓民眾贊成「安樂死」，而南韓許多醫院其實早已根據病人或家屬的意願，對康復無望的病人進行形同尊嚴死的處置。

案件最後轉到南韓最高法院，歷經了數個月的訴訟，最高法院做了如下的判決：「停止延長生命的治療需要慎重判斷，但是患者的情況如果明顯會在短時間內死亡，則可以說已經進入死亡階段；在這種情況下繼續進行治療，則會損害生命尊嚴，因此可以推測病患的意願，停止治療。」

延世大學醫院的醫師最後尊重南韓最高司法機關做出的裁決，醫院終於在二〇〇九年六月二十三日替金女士拔管。但是出人意料的是，在醫師拔管後，金女士並未如醫院所聲稱的「立即死亡」。

提了這三個故事，每位病患走完人生最後一哩路的過程與結果都不盡相同。我的同學阿琛難以接受「安寧照顧」的概念，即使面對所謂無效醫療，依然甘之如飴，與病魔奮戰到最後；英國的愛華特，不願接受自己無意義與無尊嚴的活著，選擇自費請安樂死公司終結他的生命；而南韓的金女士，在人道的考量與法律良知的拉鋸下，法院說她已進入死亡的階段，繼續治療則會損害其尊嚴，故判決醫師收手，而結果並沒有如醫師所說，拔管便立即死亡。

我對於人要如何走完人生這最後一哩路沒有標準答案，我想說的是，尊重病人的自主權才是我們應該努力的目標。至於「尊重」是什麼，我想引用德國心理分析學家佛洛姆（Erich Fromm）的說法，他說：「尊重並不是懼怕和畏懼，它是指一種能力：他人是什麼樣子，我就照他的樣子來認識他，認知他獨特的個性。尊重的意義是我關懷另一個人，讓他依照他自己的本然去生長、去發展。因此，尊重意謂著我對他人沒有侵占剝奪的欲望。」

論健保

曾經在北部某醫學中心流傳這樣的一個笑話：

兩個滿手都是藥袋的老人家（據信應該是看了好幾個門診，拿了醫師所開的處方藥），在醫院的大廳不期而遇。

其中一位開口向另一位問道：「老江，今天老張為什麼沒有來看病啊？」

「你不知道啊？老張病了好幾天了，現在只能躺在家裡，所以沒有辦法來看門診。」

別人聽起來是笑話，但聽在醫師的耳朵裡卻是十分刺耳。

臺灣的健保制度雖然剛開始是抄襲世界上其他先進國家，但經過將近二十年不斷的修正與改良，現在反而是這些先進國家羨慕的對象，因為我們用了比別人少的經費，達到了更好的品質。

如果探究世界醫療保險的歷史，就可以發覺，臺灣目前的成就是多麼難能可貴。

德國是世界上第一個實施醫療保險的國家，一八八一年鐵血宰相俾斯麥基於「在經濟鬥爭中站在弱者一邊是我效忠這一王朝的傳統」的理念，深信「社會問題只有國家才能解決」的邏輯，他向帝國議會宣讀了皇帝的詔書，宣布國家準備實行社會保障制度，主要包括三大類：「疾病保險法」、「意外事故保險法」和「老年和殘廢保險法」。

一八八三年六月，帝國議會通過了「疾病保險法」，規定凡年薪二千馬克以下的農業工人、僕役、小學和家庭教師、劇場雇工、船員以及從事家庭工業者都必須進行強制保險。保險費由僱主和工人共同籌措，一般僱主負擔三分之一，工人負擔三分之二。基金由僱主和工人兩方代表管理，凡繳納保險費者都有權參加代表的選舉。保險內容包括免費診治、醫療護理、死亡喪葬費和養病費，養病費從生病第三天起開始支付，如果疾病延續半年，其後的養病費就轉由意外事故保險基金支出。

這樣的保險制度實施之後，許多國家群起仿效，而臺灣也終於在百年之後，於一九九五年鳴槍起跑，開始「全民健康保險」，加入先進國家之林。

但是，比較晚實施醫療保險的臺灣會比較差嗎？如果你去看看世界其他國家的現狀，另一個臺灣奇蹟會出現在你的面前。

依據健保局網站上的文章〈健保保費率及部分負擔調整過程之回顧與省思〉

中指出，臺灣在相同的醫療承保範圍內，比歐美國家低很多。舉例來說，德國的健保保費率是十四%，法國是十三．五五%，荷蘭是十二．五五%，而臺灣最近才要調高到百分之四．九五%。如果和鄰近的日本與韓國相比，除了韓國的三．九五%比我們低之外，日本也是高達八．二%。

但是數字的比較能夠透露出品質的端倪嗎？高百分比就一定比較好嗎？我們可不要被表面給誤導。

因為各國保險制度的運作有很大的不同，先姑且不論提供的醫療範圍和品質如何，上述的這些國家都有嚴格的轉診制度，不是隨便想到哪家醫院看病都可以，必須透過家庭醫師的轉介，或者依疾病的嚴重程度，抑或是疾病的種類到各專科醫院就醫，不像臺灣，你只要願意付一點差價，不怕舟車勞頓，想去哪家醫院、看哪個醫師都可以，除非醫師有限制就醫人數。所以臺灣的健保制度給予民眾不僅是較低的費率，而且也提供了較大的便利性。

除了就醫的花費較低、看病方便之外，臺灣的健保更提供了很多優惠，譬如你若是重大傷病的患者，那醫療費用裡的部分負擔（依規定是十%）就完全不用支付；另外在流行性感冒的季節，特定的群眾可以免費施打疫苗；對於健康的國民，健保也提供四大癌病（子宮頸癌、乳癌、大腸癌及口腔癌）的免費篩檢服務。當然，還有其他很多健保局體貼民眾的例子。

不過，這樣低廉又方便的制度卻逐漸陷入泥沼，屢屢瀕臨破產的邊緣，除了這個醫療保險的範圍逐漸地變成補貼社會福利不足的大洞以外，宣傳多多利用健保的提醒，反而比教育民眾要珍惜健保的廣告還要多。這樣的惡性循環，首當其衝的是第一線的醫護人員，因此我們會看到所謂的「血汗醫院」。

從勞委會完成的醫療院所勞動檢查報告中可以發現，在五十家被抽查醫院中，有十六家違法，而十五家是去年就曾被發現違法的累犯，其中八家違法事項達兩件以上。

而檢查出的違規中，有醫院未給加班費、未給假日工資、沒有出勤紀錄、未訂定工作規則，而遭地方政府罰款兩萬四千元；也有醫院因超時工作、未給例休假、加班未經勞資會議同意、女性未經報備夜間工作等，被勒令要求限期改善。

另外由於給付的水準越來越退步，加上民智已開，醫療糾紛變多，醫界這幾年除了深陷內、外、婦、兒、急診科別「五大皆空」的困境外，取而代之的是醫美診所如雨後春筍一樣不斷冒了出來——因為自費品項的醫療，醫師可以自主管理，不需要和健保局斤斤計較。

所以，我們健保制度走到今天，不調漲是不可能的，但執政者對於調漲的執行卻有多方的算計，往後除了無法滿足健保這隻吃人怪獸的黑洞之外，我相信日子久了，一定會面臨三輸的局面：民眾就醫的照顧會慢慢縮水，醫療從業人員領到的給付會越來越低，政府財政赤字會越來越嚴重。

這樣的情況讓我想到一位從事外科的劉育志醫師所寫的《刀下人間》這本書中，一篇名為〈昨日烏托邦〉的文章。

文章的引子是一位原先感謝劉醫師手術成功的病患，在醫院住了十二天順利出院後，收到新臺幣一千兩百元費用單時，竟然在收費櫃檯吵了一個上午，嫌醫院沒良心，收費太貴。最後當然勞動到主治大夫劉醫師出面安撫，劉醫師對這場救命恩人與被救的人之間上演的戲碼做出如下的評論：「這麼一場糊里糊塗的糾纏爭執，才終於在七嘴八舌中落幕。自然，肯定不會有什麼圓滿的快樂大和解，正是『手術，順利成功；結果，一敗塗地』。」

劉醫師後來拿這件事向同事徐立強醫師訴苦，在聽完劉醫師的遭遇之後，徐醫師把本身擔任國際醫療援助的故事，語重心長的告訴劉醫師。

原來，徐醫師擔任國際醫療援助隊去的國家是諾魯，一個位於西太平洋上赤道南部的島國，人口數大概只有一萬多人，雖然是世界上最小的共和國，但也曾經是最富有的國家，原因是諾魯有全世界最高品質的磷酸鹽，曾經這樣賺取了大量外匯，讓這個島國實施免稅，政府還發給國民大筆的紅利，而且以百萬美元計算。

不過那是三十年前的事，徐醫師到諾魯時，那個國家的礦產早已挖完，淪為貧窮落後的國度，除了得仰賴他國的資助，只能賣賣護照、讓人設立紙上公司從事洗錢。

所以，那裡的醫療資源貧乏，民生凋敝，不過更可怕的是，「免費」觀念的餘毒還殘存在當地民眾的觀念裡，即使電力短缺，需要分區輪流供電，但只要電力一來，那裡的人便都開著冷氣，無論白天黑夜，無論人在不在家。

徐醫師引用國外學者的論述，把這種現象稱為「公有資源的悲劇」。一件東西、一樣資源，只要是公有的、大家的，那必然不會被珍惜、被愛護，最後會因為被揮霍、浪費、破壞、耗竭，終至無可挽回。

或許我舉諾魯的例子是極端了些，但臺灣健保制度這個公有資源一直是政治人物為了討好選民而打開的善門，可惜執政者並沒有強力教育民眾，要有「使用者付費」、「珍惜現有資源」的觀念，反而不斷開放免費的項目，而且在民意的壓力下，對於收費的漲幅一再妥協。

如果我們再不珍惜這麼寶貴的健保資源，而像文章前頭講的笑話一樣，那麼將來受害的一定是我們自己。

醫師的預言

翻開世界的歷史，從有文字記載以來，各式各樣的預言就充斥在我們的生活裡。

《聖經》裡有「彌賽亞」的預言，認為上帝會派他來拯救我們，成為人類的救主，雖然基督教主張「拿撒勒人耶穌就是彌賽亞，因為耶穌的出現應驗了許多舊約《聖經》中的預言」，但猶太教信徒則予以否認；十二世紀愛爾蘭的多馬總主教聖馬拉奇（Saint Malachy），據傳在訪問羅馬期間，預言了在最後審判前的一百一十二位教宗，而且在其微言大義留下的蛛絲馬跡中，竟然可以讓人推敲出種種的關聯；而在中國歷史的預言裡，諸如「推背圖」、「燒餅歌」、「黃蘗禪師詩」等等，更可以說是琳琅滿目，不勝枚舉。

在許許多多的預言裡，我比較感興趣的是有關末日的預言。

在電影《二〇一二》的推波助瀾下，馬雅人的曆法被有心人誤導，宣傳二〇一二年十二月二十一日是世界末日的說法，確實也造成了某種程度的震撼。據新聞報導，在靠近這一天的前個星期，美國太空總署（NASA）的電話和電子郵件信箱被驚慌的民眾塞爆了。

不過，事後證明二〇一二年十二月二十一日和其他的末日預言一樣，都是個空包彈，讓人虛驚一場罷了，倒是世界上有些人藉此發了場末日財。至於這天對臺灣人來說，冬至似乎比世界末日重要，因為吃了湯圓又多了一歲。

有人對世界末日的預言做過統計，前前後後大概有八十幾個版本，其中最早的版本是挪亞方舟的傳說，這大概也是所有預言的基石，但是很多的預言，大多可以看出宗教和星象的影響。

例如，曾有人預測一六六六年是世界末日，因為在《聖經》的〈啟示錄〉中，六六六是代表魔鬼的數字，不過那一年，世界上除了倫敦爆發大瘟疫，還有一場奪走數百人性命的大火外，世界上其他國度都平安度過了這個末日；還有，在一九一〇年，哈雷彗星造訪地球，也引起恐慌。法國天文學家弗拉馬里翁（Camille Flammarion）曾這樣在書中描述：「哈雷彗星的彗尾含有破壞大氣層的氣體，可能吞噬地球上的所有生命。」結果它和二〇〇〇年五月五日，水星、金星、火星、木星和土星與太陽和月球連成一線時，預言家所稱「行星連珠將會導致整個世界被冰吞噬」的恫嚇性言論一樣，也是雷聲大雨點小。

這些預測中，個人覺得還是年代越早的人越聰明。

譬如在西元三世紀左右，阿弗里卡納斯（Sextus Julius Africanus）預言世界將在西元五〇〇年前消失，贏得了眾多信徒的支持。阿弗里卡納斯在臨終前重新推算了一次時間，稱末日真正來臨的日子是西元八〇〇年。但是數百年過去後，事實證明他還是錯了，不過相信和他同世代沒有人敢指出阿弗里卡納斯這個投機分子的錯誤，因為幾百年後的事誰也說不準。

身為醫師的我，覺得醫師也是正常人，不知是否和其他的預言學家一樣，也有醫師對未來做出預測？看了一些歷史書籍之後，我發現答案是肯定的，而且其中也不乏某些後世崇敬的大師，結果當然也是經不起時間的考驗，像是腸胃道外科手術治療的先驅比爾羅斯（Theodor Billroth）醫師即是一例。

比爾羅斯醫師生於十九世紀的奧地利，在當時還稱為普魯士的德國習醫，在柏林成為外科大師蘭根布赫（Carl Langenbuch）的弟子。經過了八年，最後比爾羅斯醫師成為了瑞士蘇黎世大學的教授，還兼任其附屬醫院的外科主任。

比爾羅斯醫師對自己要求甚為嚴格，而且會利用科學與邏輯的方法探討外科手術的結果，並想出改進的方針。在那裡三年之後，也就是一八六三年，他出版了《一般外科的病理發現及其治療》（*General Surgical Pathology and Therapy*）。

書中他誠實的發表了自己所施行過的手術，不論結果是好是壞，都探討其中死亡及併發症的病例，以尋求改進。

這可是比世界上公認，首先提倡外科醫師舉辦「死亡及併發症討論會」的寇德曼醫師還要提早了半個世紀。

所以，也無怪乎比爾羅斯醫師能完成世界第一例食道切除手術，以及咽喉切除手術。更重要的是，他為了治療胃癌所提出的 Billroth I 及 Billroth II 的手術方法，除了獨領後世近百年的風騷之外，迄今仍影響了消化外科的醫師們。

不過在一八八〇年左右，試著縫合心臟的比爾羅斯醫師寫下了這段話，警告著後世的醫師們：「那些縫補心臟的醫師，注定失去同儕對他的尊敬。」

一百多年過去了，由於體外循環技術的進步，不要說是縫補心臟，就連剪去原來病變的心臟，移植另一個捐贈者的心臟，對心臟外科的醫師也不成問題了。大師級的比爾羅斯，他的預言現在看起來和那些末日大師一樣可笑。

以遊戲般的心情看了這麼多預言，大抵上心情是快樂和輕鬆的，即使是聽起來很扯的預測，還可以一笑置之，但對於下一則醫師對未來執業者的預言，聽來卻令人止不住傷感。

二〇一二年五月十六號，立法院衛生環境委員會特別邀請當時衛生署邱署長報告「婦產科醫師荒原因與解決方案」，與會的醫師對於臺灣少子化持續惡化，民眾生養意願低，而且婦產科醫師又不堪醫療糾紛煎熬，人力快速流失的現象感到憂心，認為這些問題將是壓垮臺灣生育率的最後一根稻草。

有人直言指出，若層出不窮的醫療糾紛問題不解決，不僅可能如日本般出現孕產婦成醫療人球，釀成母嬰死傷悲劇；也可能出現像是發生在法國，一位母親在來不及到達婦產科醫院，就在高速公路上生產，造成新生兒不幸死亡的事件。

誠如臺灣婦產科醫學會人力委員會召集人葉光芃指出的，根據該協會統計，臺灣婦產科人力是唯一負成長的科別，是各科最慘。全臺鄉鎮有四成三沒有婦產科醫師，六成找不到婦產科醫師接生。

而雪上加霜的情況是，國人日漸晚婚，三十五歲以上高齡產婦快速成長，生產併發症更高，更易衍生醫療糾紛的風險，恐加速婦產科醫師流失，所以立委田秋堇才會說：「高齡與高危險妊娠產婦，才真的快找不到醫師接生。」

北部某位醫學中心的主任更大膽預言：「十年內臺灣的婦產科就會崩盤。」

十年後的臺灣，真的會如同上述的醫師所預測的一樣嗎？我不敢想，只能靜待歷史的考驗和執政者的智慧了。

HISTORY系列 003

開膛史

作　者—蘇上豪
主　編—顏少鵬
責任編輯—李國祥
責任企劃—張育瑄

總 編 輯—李采洪
董 事 長—趙政岷
出 版 者—時報文化出版企業股份有限公司
一〇八〇三　台北市和平西路三段二四〇號三樓
發行專線—（〇二）二三〇六—六八四二
讀者服務專線—〇八〇〇—二三一—七〇五・（〇二）二三〇四—七一〇三
讀者服務傳真—（〇二）二三〇四—六八五八
郵撥—一九三四—四七二四時報文化出版公司
信箱—台北郵政七九～九九信箱
時報悅讀網—http://www.readingtimes.com.tw
電子郵件信箱—newstudy@readingtimes.com.tw
時報出版愛讀者粉絲團—http://www.facebook.com/readingtimes.2
法律顧問—理律法律事務所 陳長文律師、李念祖律師
印　　刷—盈昌印刷有限公司
初版一刷—二〇一三年四月十二日
初版九刷—二〇一九年八月一日
定　　價—新台幣二五〇元

時報文化出版公司成立於一九七五年，
並於一九九九年股票上櫃公開發行，於二〇〇八年脫離中時集團非屬旺中，
以「尊重智慧與創意的文化事業」為信念。

開膛史 / 蘇上豪著 . -- 初版 . -- 臺北市 : 時報文化 , 2013.04
面；　公分 . -- (History 系列 ; 3)

ISBN 978-957-13-5748-5

1. 外科 2. 文集

416.07　　102006041

ISBN 978-957-13-5748-5
Printed in Taiwan